D1719348

**Doris Hölzel**

**Guten Morgen, Parkinson**

Ich widme diese Erzählung den Menschen,
die sich ihren Ängsten stellen wollen.

*Doris Hölzel*

# Vorwort

Morbus Parkinson äußert sich bei jedem Klienten anders. Der hier geschilderte Fall steht beispielhaft für eine mögliche Ausprägung der Krankheit. Die beschriebenen Therapiesitzungen sind stark gerafft worden, um nicht zu viel Aufmerksamkeit von der Protagonistin abzuziehen. Als ein wichtiger Bestandteil dieser Erzählung zeigen sie, dass eine Psychotherapie (die kognitive Verhaltenstherapie wird hier integrativ angewendet) nichts Beängstigendes sein muss. Silvia Jantzow ist schließlich bereit, neue Bewertungen ihres Zustandes vorzunehmen. Wie dabei das persönliche Umfeld unterstützend wirken kann, wird in dieser Familiengeschichte aus Mecklenburg erzählt.

Morbus Parkinson ist neurologisch bedingt. In dieser Erzählung wird sie als idiopathische Erkrankung eingeführt: Niemand kann mit Sicherheit sagen, wodurch sie ausgelöst wird. Silvia Jantzow trägt ihr ganz eigenes Päckchen und geht damit auf ihre ganz persönliche Art und Weise um. Bewältigung ist auf verschiedenen Stufen möglich.

Jeder muss seinen Weg finden. Ein möglicher wird Ihnen in der Erzählung „Guten Morgen, Parkinson" offeriert.

# Mein letzter erster Junimorgen als 69-Jährige

In allen Dingen wohnt ein Zauber. Auch in den quälendsten.

Der Wecker klingelt. Ich werde nicht gleich hellwach. 7 Uhr ist es. Die Angst vor den Folgen verspäteter Tabletteneinnahme lässt mich meine müden Augen öffnen. Jede Minute ist kostbar: Jede kleine Nachlässigkeit am Anfang der Kette rächt sich mit Bewegungsstarre auf meinem Frühstücksstuhl. Der erhoffte Stadtbummel wäre erst später oder gar nicht realisierbar. Meine Zehen würden krampfen. Jede Wegstrecke zur Qual werden. Ohne Exit. Stopp!

Ich nehme die Tablette. Esse ein kleines Stückchen Knäckebrot. Dann weiß mein Magen, es geht wieder los. Guten Morgen, Parkinson! Fehlt nur noch, dass es Sekt zum Frühstück gibt – der soll den Blutdruck aus dem Keller treiben. Ich brauche keinen Sekt. Ich habe Parkinson. Ich bin nie richtig klar. Ein bisschen Sektschwindel ist immer mein Begleiter.

„Silvia! Komm, steh auf! Hast du deine Tablette genommen?"

„Ja, hab ich. Gib mir einen Kuss."

Unter der Dusche ist es schön warm. Die Wasserstrahlen gelangen aber gar nicht überall hin. Bin ich noch dicker geworden? Hoffentlich nicht. Diese verdammten Nebenwirkungen! Der Gang zur Waage ist Pflicht. Die Kür folgt bei weniger Nadelausschlag als beim letzten Mal. Dann tänzle ich die wackelige Angelegenheit hinunter, von der ich gerade eben noch glaubte, sie könne mich ins Straucheln bringen. Hinter jeder Nuance des Tages verbirgt sich das hässliche Gesicht meiner Krankheit. Manchmal bleibt es verborgen und wiegt mich in Sicherheit. Meistens wird es zur Fratze und übt sich in Häme. Da, jetzt ist so ein Moment. Ich reiche mit der Seife in der Hand nicht weiter als bis zur Oberlinie meines Allerwertesten. Keine Chance, den Rücken jemals sauber zu bekommen. … Ha, mein Mann trickst dich aus! „Danke, Georg."

„Nicht ausrutschen! Vorsicht! Mach langsam!"

„Ja, Georg!" Was macht er sich immer für Sorgen. Obwohl, recht hat er. Ich falle wirklich oft hin.

In Klein-Sizilien, unserer lichtdurchfluteten Küche, auf

deren warmen, rutschfesten Terrakottafliesen ich sicher auf meinen Frühstücksstuhl zusteuere, möchte Georg wissen, wie ich mich heute fühle. Er könnte mich auch gleich fragen, ob er sich heute besonders große oder kleine Sorgen machen muss. Ich ahne, was er möchte. Laufen. Einfach laufen. Unterwegs sein. Sich ablenken.

„Ich habe einen Termin mit einer Psychologin vereinbart." So, jetzt ist es raus. Mal sehen, was er sagt. Jedes Extra bedeutet extra Arbeit für ihn.

„Meinst du, du verkraftest das?" Bingo. Denn wenn ich die Therapie nicht verkrafte, verkraftet er mein Nichtverkraften nicht. So was nennt sich Symbiose. Das ist wie bei den Anemonen und den Clownfischen in „Findet Nemo".

„Um wie viel Uhr?"

„Um 14 Uhr. Wir haben also noch Zeit. Ob ich heute laufen kann?"

„Wohin?", erkundigt er sich naiv hoffnungsvoll, für einen Moment alle Symptome vergessend.

„Ist mir egal. Wollen wir spazieren gehen?"

„Meinetwegen."

„Dann lass mich mal probieren, ob ich hoch-komme." Ich muss Schwung holen. „Ach, meine Stützstrümpfe!" Jetzt holt er sie mir. Ich kann das auch selbst versuchen. Es geht trotzdem einfacher mit

Hilfe. Wenn ich aber gar nichts mehr allein zustande bringe? „Gib mal her." Geht wirklich schwer. „Nein, lass, ich muss das alleine schaffen. Geschafft." Er steht unentschlossen auf der unsichtbaren Grenze zwischen unserer Insel und den Wassermassen, die unentwegt an unsere Fenster peitschen. Das ist ein Juni, der sich gewaschen hat. In seinem Fragezeichengesicht lese ich, ob ich mich erst noch erholen muss, bevor ich aufstehe und meine Schuhe anziehe. Jede Kleinigkeit wird zum Kraftakt. Übernehme ich mich, scheitert das Ganze. Die Befürchtung wird meistens wahr. Spazieren zu gehen bedeutet, vorher wie ein zwanghafter Mensch alles doppelt zu überprüfen. Damit ist nicht der vergessene Hausschlüssel oder der Regenschirm gemeint. Nein. Nur das simple Uhrwerk – mein Körper. Man muss ihn einmal anstoßen, dann schwingt das Pendel. Ich werde schwingen und stramm loslaufen. Zu bummeln würde das Risiko heraufbeschwören, über eine Kleinigkeit zu stolpern, die das Auge täuscht und dem Gehirn befiehlt, zu stolpern. Darum: Augen auf das Fernziel gerichtet, untergehakt, tief durchatmen und hoffen, dass die Zehen nicht schon nach 50 Metern krampfen.

„Ich glaube, wir können los."

„Na, dann komm."

# Sieben Stunden später, vor dem ersten Termin

**Die humane Wissenschaft braucht humane Bürokraten, die sie verwalten.**

„Meine Klientin braucht eine Verlängerung der Therapie. Ich habe Ihnen doch mein Gutachten zukommen lassen. Sie sagen Nein? Ich kann Ihre Beweggründe nicht nachvollziehen. Ich finde Ihre Einsparpolitik fahrlässig. Was? Nein, das ist kein persönlicher Angriff, sondern eine Tatsache. Ich erwarte einen ausführlich begründeten Bescheid. Auf Wiederhören."

Das gibt es doch nicht! Keine Verlängerung der Therapie! Wieder einmal. Wie um Himmels willen soll ich das meiner Klientin bloß erklären! Die Krankenkasse meint, dass sie jetzt ohne Therapie auskommen müsse. Das ist blanker Hohn! Schnupfen: vier Tage; Liebeskummer: einen Monat; Tod eines Angehörigen: ein halbes Jahr; Regen: zwei Minuten. Alles ist heutzutage kalkuliert. Geld regiert die Welt. Ich werde Widerspruch einlegen. Ich habe Verantwortung für meine Klientin übernommen.

Ordnung hilft mir, gegen das weltliche Chaos zu bestehen. Ich sichte meine Unterlagen.

Die Zeiger der Porzellantischuhr nähern sich der Zwei. Als Nächstes kommt Frau Silvia Jantzow. Überweisung von Frau Dr. Jonks. Alter: 69 Jahre. Verheiratet. Zwei Kinder. Morbus Parkinson. Mittlere Phase. Die Klientin ist zunehmend auf fremde Hilfe angewiesen. Medikamente: Madopar, Amantadin, Stalevo, Levodopa, Neupro Pflaster, Azilect und Movicol gegen Verstopfung.[1] Symptome und Komorbidität: Rigor, Ruhetremor, Obstipation, Bradykinese, Hypokinese und posturale Instabilität. Angst, leichte depressive Episoden, Höhen- und Fahrstuhlangst.

Parkinsonpatienten, sagt man, lassen sich nicht so leicht von ihrem Weg abbringen. Erkenntnisse geben sie nicht wieder her. Ich bin gespannt auf meinen neuen Fall. Auf dem Weg ins Wartezimmer streift mein Blick über Motive von Impressionisten und Präraffaeliten, in deren Bildern Frauen an Rosen riechen, sich in einem antiken Spiegel betrachten oder in einem Blumenfeld mit ihrem Kind spielen. Hauptsächlich Frauen sind hier entlanggegangen. Sie wird aufgeregt sein, wenn es ihr erstes Mal bei einer Psychotherapeutin ist.

---

[1] Fremdwörter werden im Glossar erläutert.

„Guten Tag, Frau Jantzow." So eine große, hübsche Frau.

„Guten Tag, Frau Doktor Unland." So eine kleine, quirlige Frau.

„Ohne Doktor, einfach Unland. Kommen Sie bitte hier entlang. Nehmen Sie hier bitte Platz."

„Danke. Sehr nett. Oh, hier könnte es mir gefallen."

„Danke. Darf ich Ihnen etwas anbieten? Wasser vielleicht?"

„Ich nehme ein Stückchen Apfelkuchen und eine Tasse Kaffee."

„Sie haben Humor. Vielleicht später mit Ihrem Mann?"

„Ja, natürlich. Er läuft jetzt draußen auf und ab und fragt sich, was ich Schlechtes über ihn erzähle."

„Werden Sie das denn?"

„Nein, Gott bewahre. Er tut alles für mich. Das war früher anders. Da meinte er, ich solle mich zusammenreißen. Er ist viel verständnisvoller geworden. Nur manchmal wird er ungeduldig. Er tut mir echt leid. Er hat so viel Arbeit mit mir."

„Weshalb sind Sie zu mir gekommen?"

„Ich habe große Angst vor der Zukunft."

„Hatten Sie heute Morgen auch Angst vor unserer Begegnung?"

„Ich habe immer Angst vor Ungewissheit."

„Das heißt", während ich mir ihre Personaldaten ansehe, „Sie fürchten sich auch vor Ihrem Geburtstag?"

„Nein. Darauf freue ich mich. 28 Gäste kommen. Ich bin furchtbar aufgeregt. Aber Angst habe ich keine. Ich freue mich, dass ich die 70 geschafft habe. Ich lasse die Feier auf mich zukommen. In vier Wochen ist es soweit."

„Also haben Sie gar nicht immer Angst."

„Nein. Wenn es etwas Schönes ist, freue ich mich."

„Das heißt, Dinge sind Ihrer Meinung nach entweder schön oder unschön?"

„Ja klar! Und mein Geburtstag ist doch etwas Schönes!"

„Gilt das für alle Menschen?"

„Ja."

„Dann stellen Sie sich bitte einmal folgende drei Gäste vor. Ein kleines Mädchen freut sich auf den leckeren Kuchen. Eine ältere Dame ist wütend, weil sie nicht eingeladen wurde. Einem jungen Mann ist seine Scheidung so peinlich, dass er sich schämt, allein zu kommen. Sind die drei Gefühle Freude, Wut und Scham möglich?"

„Ja. Das Mädchen könnte sogar Claudia, meine Enkelin, sein. Sie liebt meinen Kuchen. Die ältere Dame sehe ich gerade leibhaftig vor mir, und auch die Scham ist durchaus nachvollziehbar nach so einem Fiasko."

„Glauben Sie immer noch, dass nur ein Gefühl pro Situation möglich ist?"

„Wohl nicht. Es ist eigenartig, dass auf ein und dieselbe Sache Menschen unterschiedlich reagieren."

„Wer oder was lässt denn Gefühle entstehen?"

„Na, jeder selbst, je nachdem, welcher Gedanke ihn zu welchem Gefühl veranlasst."

„Diese wichtige Erkenntnis wollen wir festhalten und sie immer wieder überprüfen." Ich schreibe sie an mein Flipchart. „Wie kann ich Ihnen in den nächsten Wochen und Monaten helfen?"

„Ich habe Angst. Richtig große Angst vor dem, was kommt." Frau Jantzow greift nach der Taschentuchbox.

„Was, befürchten Sie, wird kommen?"

„Oh, die Frage möchte ich mir gar nicht stellen. Na, alles. Ich sehe im Dunkeln schlecht. Mir ist ständig schwindlig. Ich kann nicht mehr wegfahren. Ich habe oft Angst, vor Schwäche hinzufallen. Ich falle. Meine Füße krampfen. Ich verschlucke mich. Ich träume nachts so aktiv, dass mein Mann nicht schlafen kann. Ich sabbere ständig. Ich heule schon bei lustigen Sachen. Ich bin traurig. Ich habe Angst, dass es mehr wird. Dass ich ein absoluter Pflegefall werde. Keine Lebensfreude mehr habe. Ich könnt heulen vor Selbstmitleid. Mein Mann tut mir am meisten leid."

„Was möchten Sie mit Ihrem Mann und Ihren Kindern noch unternehmen?"

„Nichts Großes. Familientreffen. Zu den Kindern fahren. Bummeln gehen. Ganz kurz, bloß um der alten Zeiten wegen, Tischtennis spielen, ohne dass ich mich bewegen oder bücken muss. Musik machen. Ein bisschen Haushalt, wie Blumen gießen und Wäsche legen. Schlafen, laufen und kacken können."

„Sie haben große Probleme mit dem Stuhlgang?" Sie nickt. „Können Sie alle diese Dinge jetzt nicht mehr machen?"

„Nur sehr eingeschränkt."

„Wenn Sie bisher, nur sehr eingeschränkt natürlich, diesen Aktivitäten nachgehen konnten, wie fühlten Sie sich dann?"

„Total happy."

„Und Sie machen sich Angst. Die Situation vermag das ja nicht."

„Wo Sie das da sagen ... Sie haben recht ... ich mache mir die Angst."

„Worüber machen Sie sich Sorgen?"

„Dass ich alle diese Dinge nur noch kurz genießen kann. Na ja, ich hatte mich innerlich eben auf eine längere Zeitspanne eingestellt."

„Liebe Frau Jantzow. Ich möchte Ihnen ein Beispiel geben, um Ihnen vor Augen zu führen, was Sie da denken. Ich frage Sie: Haben Sie schon mal an einem Buffet gestanden?"

„Klar."

„Stellen Sie sich bitte vor, Sie belegen Ihren 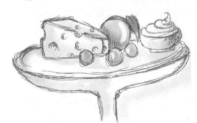 Teller mit Köstlichkeiten.² Was dürfte da nicht fehlen?"

„Käse, Zitronenspeise, Mango, Trüffel und Kaffee."

„Sie sind ja eine Süße! Genießen Sie doch bitte einmal Ihren Teller in Ihrer Vorstellung. Gelingt Ihnen das?"

---

² Die Idee für die Analogie stammt von dem antiken Naturphilosophen Epikur, aus dem Brief an Menoikeus. „Philosophenlesebuch Band 1. Dietz Verlag, Berlin 1988, Seiten 228–231

„Und ob! Der Käse ist cremig. Ich rieche den frisch gebrühten Kaffee und die Mango."

„Schmeckt's?"

„Ja, sehr!"

„Stellen Sie sich das Buffet jetzt bitte zehn Mal so lang vor." Sie schließt ihre Augen. „Schmeckt's Ihnen jetzt besser?"

„Nein, der Genuss bleibt derselbe, egal, wie lang das Buffet ist."

„Aha. Nun wird das Buffet schrumpfen. Sie haben von allen Dingen kleinere Portionen auf dem Teller. Schmeckt's immer noch?"

„Ja, sicher. Selbst wenn da eine Banane läge, wäre das ein Hochgenuss, wenn ich Hunger hätte."

„Dann frage ich Sie, weshalb Sie sich um die Zeitspanne Sorgen machen, die Sie Ihren geliebten Aktivitäten noch nachgehen können."

„Sie meinen, ich solle auf die Gegenwart achten? Das hat Michael J. Fox auch gemeint.[3] Gegenwart. Ja, wo Sie das jetzt sagen, fällt es mir auf. Ich habe immer nur vorher Angst. In der Stunde der Wahr-

---

[3] Der ehemalige amerikanische Schauspieler leidet seit 1991 an der Parkinson-Krankheit. In „A funny thing happened on the way to the future" (Etwas Komisches geschah auf dem Weg in die Zukunft) beschreibt er sein Leben im Hier und Jetzt.

heit ist sie weg. Selbst in schwierigsten Zeiten, im Krankenhaus zum Beispiel, habe ich mich immer berappelt und bewiesen, dass ich eine Kämpferin sein kann."

„Da nennen Sie mir ja eine Stärke! Das ist sehr schön. Vielleicht entdecken wir ja noch die eine oder andere. Worauf sind Sie stolz in Ihrem Leben, Frau Jantzow?"

„Ich habe ein sehr gutes Verhältnis zu meinen Kindern. Mein Mann und ich sind ein super Team. Ich kann mir sehr gut Zahlen und Namen merken. Ich habe ein gutes Ballgefühl. Haben Sie einen Tischtennisball hier? Nein, natürlich nicht. Not macht erfinderisch, kann ich Ihnen sagen. Ich stupse den Ball so mit dem Fuß an, dass er hoch prallt und ich ihn fangen kann, ohne dass ich mich 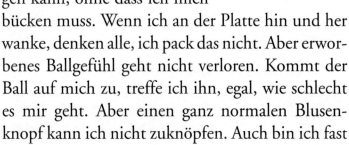 bücken muss. Wenn ich an der Platte hin und her wanke, denken alle, ich pack das nicht. Aber erworbenes Ballgefühl geht nicht verloren. Kommt der Ball auf mich zu, treffe ich ihn, egal, wie schlecht es mir geht. Aber einen ganz normalen Blusenknopf kann ich nicht zuknöpfen. Auch bin ich fast

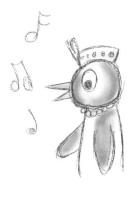

nicht in der Lage, den Reißverschluss meiner Jacke zuzumachen. Ich krieg ihn einfach nicht eingefädelt. Das Schicksal nahm mir also nur die Feinmotorik. Die Grobmotorik durfte ich behalten. Nach meinem Apfelkuchen leckt sich meine Familie die Zähne. Finger, Finger!" Ihr Lachen klingt, als wenn Frau Elster für Pittiplatsch eine Arie schmettert.

„Ich war immer sportlich. Das Musizieren habe ich mir selbst beigebracht. Manche sagen, ich wäre eine gute Lehrerin geworden. Ich habe einen guten Draht zu Kindern und kann ganz gut erklären und anleiten. Englisch habe ich in der Abendschule gelernt. Die Vokabeln sitzen, aber in letzter Zeit habe ich Schwierigkeiten, unter Zeitdruck meine Konzentration aufrecht zu halten. Ich spiele für mein Leben gern. Haben Sie Kinder, mit denen Sie hier spielen?"

„Ja, die gibt es auch!" Silvia Jantzows persönliche Stärken liegen wie Süßigkeiten auf einem bunten Teller unerreichbar unter einem Weihnachtsbaum, der nadelt.

„Frau Jantzow, kann Ihnen von der Vergangenheit etwas verloren gehen?"

„Nein, natürlich nicht."

„Ja, und können Sie eigentlich vorhersagen, wie Ihre Zukunft aussehen wird?"

„Auf keinen Fall besser."

„Haben Sie vorher schon die Chance, lenkend einzugreifen?"

„Ich bin mir nicht sicher."

„Hatten Sie denn, als Sie noch zur Schule gingen, also sagen wir mit 14, die Chance, die Zukunft zu beeinflussen?"

„Ich ahne, worauf Sie hinauswollen. Ich musste mich in einem Moment entscheiden. Ich konnte weder vorher wissen, wie viele Kinder ich bekommen werde, noch, dass der Apfelkuchen all die Jahre gebacken werden würde. Aber jetzt ist doch alles klar. Ich werde sterben."

„Darüber werden wir das nächste Mal reden. Schreiben Sie mir bitte bis dahin auf, welche Angst die größte ist, und dann notieren Sie alle weiteren beängstigenden Gedanken in absteigender Hierarchie. Nun möchte ich mit der Anamnese beginnen."

…

„Wie war's, Schatz?"

„Ehrlich gesagt weiß ich gar nicht, was ich da sagen soll, außer, dass ich sie nett finde."

„Na, Hauptsache, sie hilft dir."

Ich bin völlig verwirrt. Was hat sie mich eigentlich gefragt? Ich wünschte, ich hätte die Sitzung aufgezeichnet bekommen. Ob so was möglich ist? Egal. Erst einmal durchatmen. Geschafft. Nächste Woche wieder. Wovor ich Angst habe? Dass ich wie vor 10 Jahren umkippe und in ein künstliches Koma versetzt werde. Als ohne Vorwarnung meine Werte absackten, ich zwei Tage nicht in dieser Welt lebte, bis diese schließlich am 09.11.2001 ins Wanken geriet und ich in dem Moment wieder eintreten durfte, als viele andere Unschuldige gehen mussten.

Ich habe große Angst, dass ich schlappmache. Dass Georg stirbt. Dass die höchste Tablettendosis erreicht ist und dann nur noch die Tiefe Hirnstimulation machbar ist. Die will ich aber nicht. Schrecklich.

„Was ist mit dir?"

„Ach, ich mach mir mal wieder Sorgen."

„Uns geht es doch im Verhältnis zu anderen gut."

„Ja, aber wie lange noch."

Wenn ich daran denke, was alles passieren kann, fällt mir das Atmen schwer.

„Ich habe Zuckerkuchen gekauft."

„Das ist schön. Dann lass uns schnell nach Hause fahren."

„Willst du fahren?"

„Nein, das ist vorbei. Ich sehe schlechter, und ich habe ein ungutes Gefühl dabei. Es ist besser, du fährst."

„Gut. Na komm, gehen wir, hak' dich bei mir unter."

# Bei Frau Unland zu Hause

## Alles Starke entsteht aus einem Defizit.

„Mama! Schau mal, was ich heute gebaut habe! Damit kannst du Karten für UNO geben lassen. Der Motor hier, siehst du, der treibt den Kartengeber an. Drück mal drauf!" Ich staune, was Jan immer so einfällt. „Wow! Da kommen ja ganz viele raus!" „Die musst du alle aufnehmen. Aber wenn du gut drückst, dann fliegt nur eine Strafkarte heraus. Spielen wir das heute Abend?" „Auf alle Fälle!" Ich muss gerade an Frau Jantzow denken. Sie würde sich vermutlich jetzt hinsetzen und mit Jan spielen. In ihr steckt eine Menge Power. „Ich schau mal in die Zeitung, und dann rufe ich Papa an." „Er hat schon angerufen. Wird wieder später." „Hm." „Sei nicht traurig, Mutti. Hast mich ja." „Ich hab dich lieb." „Ich dich auch. Darf ich zu Timo? Bin so gegen 7 wieder da, okay?" „Hm." Timos Mutti hat sich vor einigen Monaten das Leben genommen. Niemand weiß, warum. Der Mann ist arbeitslos. Timo und Jan sind befreundet. Zur Trauerfeier sind wir gegangen. Die junge Frau hat gewartet, bis sie allein war. Niemand trägt die Schuld. Trotzdem fühlen sich alle schuldig.

„Jan?"

Mist. Telefon. „Unland! Guten Abend, Frau Dr. Jonks. Ja, sie war da. Und vielen Dank. Ich habe Ihre Unterlagen erhalten. Ach so. Ja, das ist eine gute Idee. Ich weiß nicht, ob sie das möchte. Haben Sie sie schon gefragt? Sie traut sich das nicht zu? Hm. Ja. Ich denke mal darüber nach. Ich meine, sie ist nicht mehr die Jüngste und hat große Probleme. Ach so? Ja, das kann ich mir vorstellen. Hm. Ja also, wie gesagt, Frau Dr. Jonks, notwendig ist so eine Selbsthilfegruppe, und wir können das nicht übernehmen, das ist schon klar. Ja, wünsche ich Ihnen auch. Auf Wiederhören."

Es klingelt. „Jeanette, wie schön. Ich bin froh, dass du da bist. Ehrlich. Ich habe mit der Nachbarin gerechnet. Zum Small Talk fehlt mir die Lust."

„Meike, sag mal, hast du auch Probleme mit der Findus KK?" Sie sieht verbissen aus. Sie möchte am liebsten eine Stunde jammern, aber das bringt auch nichts. Wir müssen den Menschen helfen. Erst einmal gibt es Rotwein, Käse und

Weintrauben. Ich rufe Daniel an, dass er auf dem Heimweg etwas vom Chinesen holen soll.

„Jeanette, setz dich. Ich rufe nur noch Daniel an. Trinkst du ein Glas Wein mit mir?"

Jeanette ist eine sympathische Berufskollegin. Ihr Mann ist Anwalt. Ob er uns helfen kann? Warum sollte er, denn bei aussichtslosen Fällen lehnt er ab. Ein Kämpfer ist er nicht. Was haben wir in der Hand? Den Lokalpolitiker informieren? Zeitung? Wir haben die Arbeit, aber keine Macht. Die da oben haben die Macht, machen sich aber keine Arbeit.

„Weißt du, Jeanette, wenn ich der Klientin absagen muss, dann fällt sie binnen 14 Tagen in das nächste Loch. Medikamente hin oder her. Depression braucht Begleitung."

„Wem sagst du das. Mein Klient ist laut KK gar nicht krank! Seine Symptome würden auf den Stress zurückzuführen sein. Ich könnte heulen. Psychosomatik wird immer noch bagatellisiert, und daran hat sich in den letzten 100 Jahren nicht viel geändert. Dabei droht mein Klient chronisch krank zu werden. Dir brauche ich doch nicht zu sagen, dass ein Aufdeckungsprozess Zeit braucht. Ich war schon so dicht dran. Mein Klient war einsichtig und wollte die Therapie weiterführen. Wir waren gerade dabei, seine Kindheitserlebnisse mit einzubeziehen. Aber Nein, sagen die Krankenkassen, es geht doch auch nur mit Pillen. Konversionshysterie bei Männern? Finden die lächerlich! Meike, du sagst ja gar nichts."

Ich stimme ihr zu. Sie redet aber wieder so laut. Ich wünschte mir, sie würde weniger sabbeln. Der Wein ist lecker. Schalte ich jetzt gerade meinen Abwehrmechanismus ein?

„Wenn du so viel und so laut sprichst, habe ich das Gefühl, du diskutierst mit einem Fußballer, der die gelbe Karte nicht akzeptieren will."

„Sorry, ich mach jetzt ganz leise."

Ich habe es gesagt. Gut. Sollte ich mal bei meinem Mann probieren. Ich therapiere den ganzen Tag fremde Menschen, und wenn es um mich geht, verhalte ich mich wie ein Kind.

„Ich denke darüber nach, ein Beratungszentrum zu eröffnen. Für frustrierte, entmutigte Menschen."

„Wieso das denn? Du verdienst doch genug! Du hast so schon wenig Zeit, und mehr Geld verdienst du so garantiert nicht!"

Typisch Jeanette. Dabei hatte ich die leise Hoffnung, dass sie mitmacht. Die Frage ist nicht wieso, sondern wozu. Jeanette will ihre Bedürfnisse befriedigen. Sie ist der Ansicht, dass, wenn sie Geld und Einfluss hat, das ihrem Leben einen Sinn gebe. Sie irrt sich. Sie hat innerlich aufgegeben. Ihr macht ihr Job keinen Spaß mehr. „Weißt du, ich habe gelernt, dass ich mich entscheiden muss. Entweder ich akzeptiere die Lage oder ich tue etwas, damit sie sich bessert. Das ist ganz allein meine Entscheidung. Ich könnte auch vor Gericht ziehen, doch dann würde es um die eine Diagnose und den einen Fall gehen. Mir ist wichtig, dass die Krise, in der hauptsächlich junge Menschen ohne Job stecken, überwunden werden kann. Darin sehe ich meine Aufgabe. Ich verdiene genug Geld, um die Beratungsstelle ehrenamtlich zu führen mit anderen, die wie ich denken. Jan ist alt genug. Siehst ja, er ist bei seinem Freund und wird zum Abendbrot zurück sein. Mein Mann geht in seiner Welt der großen und kleinen Technikwunder auf. Wir sehen uns ja trotzdem noch genug. Ich glaube, ich gehe die Aufgabe an." Ich habe nicht gefragt, ob sie mitmachen möchte. Ihr Gesicht spricht Bände. Ich wünschte, sie ginge jetzt. Wenn meine Familie da ist, werden wir gemeinsam essen und dann Karten spielen. Enttäuschung muss man abhaken können. „Möchtest du noch zum Spielabend bleiben, Jeanette?"

„Spielabend? Gott bewahre! Meine Serie ‚Sex in the City' fängt gleich an! War schön bei dir. Aber diese Idee solltest du dir noch mal gründlich durch den Kopf gehen lassen. Also ehrlich. Das hast du doch gar nicht nötig."

Jetzt ist es raus. Ehrenamt sei also unter meiner Würde. Ich nehme es ihr nicht übel. Sie ist, wie sie ist. „Mach's gut, Jeanette."

Der Schlüssel wird im Schloss gedreht. „Hallo, Jan! Alles klar im Reich Poseidon? Eh! Daniel! Na dann, tschüss ihr drei!"

„Ja, tschüss!"

„Komm her, Süße. Küsschen."

# Drei Tage später am Nachmittag

**Übe dich in Geduld. Erkenntnis braucht Zeit.**

„Eine Hierarchieliste."

„Wozu denn das, Mutti!"

„Sie will wissen, wovor ich am meisten Angst habe. Und dann hilft sie mir dabei, dass ich keine mehr habe."

„Und was sagt Vati dazu?"

„Nicht viel. Wenn ich hier mit meiner Liste sitze, wird er nervös und meint, ich rege mich zu sehr auf. Ob das denn gut sei für mich. Pst! Da kommt er wieder."

„Na, Mäuschen? Wie geht's? Erzähl mal!"

Ich lasse die beiden allein. Ich kenne die Neuigkeiten ja schon. Viel Arbeit. Mein Gott, haben wir früher auch so viel gestöhnt? Nein, dazu hatten wir keine Zeit. Mein Vater hat nach einem langen Arbeitstag im Milchladen am Fenster gesessen und seine Pfeife geraucht. Dann ging er schlafen, und morgens um fünf war er wieder auf den Beinen. Er ist viel zu früh gestorben. Mit 74. Ich bin noch nicht einmal so alt. Ob ich das überhaupt schaffe?

„Was grübelst du hier schon wieder? Och, du weinst ja. Kommt das alles von der Psychotante?"

„Nein, das steckt in mir." Immer dreht es sich um meine Ängste. In der Schule war ich total ängstlich. Bin ich deshalb keine Lehrerin geworden? Wäre ich doch bloß Stewardess auf der MS Freundschaft geworden! Mein Traum. Leider nicht für Vati. Nichtschwimmer, ängstlich besorgt um seine Tochter. Ich konnte ihm den Wunsch nicht abschlagen. Zwei Jahre später starb er. Ich muss die Bilder holen.

„Wir gehen schwimmen, möchtest du mit?"

„Nein, lasst mich mal hier." Die nächste Angst. Was, wenn sie ertrinken? Das denke ich immer, wenn Georg so weit auf den See hinausschwimmt. Um mein Mäuschen mache ich mir weniger Gedanken. Aber Georg? Wo sind denn nur die Fotos! Hier in der Schublade ist der grüne Pappkarton. Bücken und wieder hochkommen. Schwindel. Erst mal wieder in den Sessel. Geschafft. Wasser des Lebens. Hier ist es. Ich stehe auf dem Kreuzfahrtschiff der 60er. Ein schickes Schiff. Sehe glücklich aus. Ohne Angst. Ich wollte in die Welt hinaus. Ich kam in die Welt. Drei Wochen Urlaub. Auf dem Wasser. Es lockte mich. Alles schien so leicht. Das Wasser war mein Freund. Ich trage das weiße Petticoat-Kleid mit den blauen Punkten. Und die weißen Schuhe. Die habe ich in Westberlin gekauft. In der S-Bahn wurde ich von den Grenzsoldaten kontrolliert. Ob ich etwas gekauft hätte. Nein, log ich. Dann entdeckten sie die alten Schuhe in meiner Tasche. Das war gegen die Regel. Was war ich naiv! Ich wurde 24 Stunden befragt. Kaum zu glauben, dass ich das durchstand. Dann ließen sie mich wieder frei. Mit den weißen Pumps. Die ich geliebt habe.

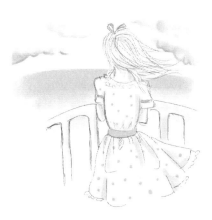

Mein Leben hier ist auch schön gewesen! Mit Georg und unseren zwei Kindern – und Oma. Überall war sie dabei. Wir bekamen ja keine Wohnung. Also nahm sie uns auf. Ich musste mich ganz schön durchsetzen gegen sie, sonst hätte sie komplett die Kontrolle übernommen. Halt, ich bin zu ungerecht. Sie hat immer hart gearbeitet. Ihr gehörte die Wohnung. Ich war verwöhnt. Vermutlich hat sie mir nichts zugetraut. Wie ihr trauriges Gesicht mein schlechtes

Gewissen befeuerte, wenn sie nicht mit durfte. Sie war die Oma, nicht die Ehefrau und Mutter.

„Da seid ihr ja wieder! War es schön?"

„Ja, wunderbar, Mutti." Mein Gott, wie schön sie ist. Eine große, schlanke Frau, mit blauen Augen und frechem Ponyschnitt. Schlappen, Blumenkleid und das Handtuch lässig in der rechten Hand baumelnd.

„Silvia, für dich wäre das nichts gewesen. Ich möchte nicht, dass du dir was wegholst so kurz vor deinem Geburtstag."

„Hast ja recht, Georg." Siegt gerade meine Angst oder die Vernunft? Ist meine Angst jetzt etwa vernünftig? Ich glaube schon. Georg deckt den Kaffeetisch. Hätte ich ja auch in der Zwischenzeit leisten können. Hätten alle Menschen Parkinson, würde es die Leistungsgesellschaft nicht mehr geben. Parkinson raubt Antriebskräfte. Psychisch und physisch.

Die Fotos sollte ich unbemerkt verstauen. Wehmut ist meiner Familie unheimlich. Vielleicht spielen sie ja mit mir. Der Apfelkuchen wird verschlungen, als sei er Brot. Meine Tochter nimmt sich ein zweites Stück. Dann darf ich auch. Zusammen schmeckt es halt besser. Georg rennt schon wieder durch den Garten. Er kann nicht still sitzen. Er kommt zurück und setzt sich, sprungbereit. Ob ich frage? Meine Tochter tastet wie im Dunkeln nach ihrem Buch. Meine Sinne sind geschärft – ich verberge meine Enttäuschung und greife resolut, aber wie in Zeitlupe, nach meinem Rätsel in der Hoffnung, dass eine Hand auf meinem Arm mich davon abhält. Ah, meine Pillen klingeln. 16 Uhr. Einnahmezeit.

„Lass, Georg, ich habe mein Wasser noch hier." Vergebens. Ich kann ihn nicht aufhalten. Jeder seiner Handgriffe sitzt. Jeder meiner Handgriffe eröffnet Spielräume. Ich habe den Stift, das Rätselheft, mein Pillenkarussell und mich zu koordinieren. Da kann viel schief gehen. Pokerface. Mimik und Beweglichkeit haben sich lange schon verabschiedet. Nackensteifheit. An Spazierengehen ist nicht zu denken. Frühestens in zwei Stunden. Wenn sie doch nur endlich fragen würden, was ich spielen möchte. Ich trinke langsam, um mich nicht zu verschlucken. Georg zwingt einen halben Liter laut die Kehle hinunter, als würde er immer noch am Hochofen stehen. Um Notwendiges wird kein Aufhebens gemacht. Trotzdem haben ich und mein Parkinson Georgs Sicht auf die Welt verändert. Tempo und Leistung sind nicht mehr das Maß aller Dinge.

Wenn mein Mäuschen mal da ist, bin ich froh. Georg auch. Wir konzentrieren uns dann nur auf uns, nicht auf die Symptome. Wenn Alexander käme, wäre es noch schöner, aber er wohnt mit seiner Familie in Bayern, zu weit weg von hier. Zum Geburtstag wird er da sein. Ich sage immer Mäuschen, dabei hat meine Tochter einen sehr schönen Namen: Isabell. Auch sie hat Familie, aber im Gegensatz zu Alexander fährt sie einfach los.

„Sag mal, Mäuschen, was machen Claudia und Tobias jetzt, wenn du nicht da bist?"

„Gestern saßen sie im Stadion in Dortmund. Die Nacht hat Claudia bei einer Freundin verbracht, und nachher holt Tobi sie wieder ab." Klingt nach Routine. Was ich mir immer für Sorgen mache. Sie würde doch was sagen, wenn ... Würde sie?

„Mutti, wie wäre es mit einem Würfelspielchen?" Endlich! Sie läuft schon und holt es. Shut the box. Mal sehen, wie gut ich bin.

„Georg, willst du mitspielen?"

„Na klar. Eine Runde spiele ich mit. Du denkst aber daran, dass du dich noch ausruhen musst?"

„Ja, mein Schatz."

# Die zweite Sitzung aus Meike Unlands Sicht

## Emotionen sind nur durch den Verstand zu bändigen.

Als Nächstes kommt Frau Jantzow. Ich freue mich auf sie. Ob ich sie gleich auf die Selbsthilfegruppe ansprechen soll? Nein, kein Überfall. Ihre Hausaufgaben hat sie sicher dabei. Sie zeigt einhundert Prozent Therapiemotivation. „Frau Jantzow. Haben Sie Ihre Angsthierarchie aufgestellt?" „Steht alles in diesem Büchlein! Ich war fleißig." Sie wünscht sich Bestätigung. „Das ist schön. Lesen Sie sie doch bitte einmal vor." „Ganz oben steht die Angst vor dem Tod." Sie schluchzt. „Dann die Angst vor dem Krankenhaus. Ich habe Angst, dass mein Mann stirbt. Dass es mir schlechter geht als jetzt. Die Tiefe Hirnstimulation macht mir große Angst. Dass meinen Kindern etwas passiert. Angst davor, dass ich zu meinem Geburtstag nicht gesund bin. Angst vor dem Fahrstuhl, Mäusen und im Wasser zu versinken.

Dass Feuer ausbricht. Dass ich stürze. Dass ich nicht mehr lesen und musizieren kann."

Am liebsten würde sie sich verkriechen. Es geht ihr gar nicht gut. Sie will nicht weinen, aber die Tränen laufen.

„Frau Jantzow, ich möchte gern, dass Sie mir auf Ihrer Liste die Dinge benennen, die Sie überhaupt nicht verhindern oder beeinflussen können."

„Hm. Also, was nicht in meiner Macht liegt? Das ist der Tod. Ganz klar, … auch kann ich nicht steuern, wann ich das nächste Mal falle oder wann mir schwindelig wird. Mein Mann fordert mich aber immer auf, vernünftig zu sein, dann würde es mir besser gehen."

„Sie meinen, er mahnt Sie zur Vorsicht?"

„Ja, genau."

„Geben Sie mir ein Beispiel."

„Jeder Schritt wird kommentiert. Vorsicht hier, Vorsicht da."

„Er kann also Ihren Schwindel, Ihr Stürzen und überhaupt Ihren Gesundheitszustand positiv beeinflussen?" Sie muss sich darüber klar werden, dass niemand, nicht einmal ihr Mann, ihren Körper steuern kann.

„Sie geben mir da echt zu denken. Letzten Geburtstag feierten wir in Familie auf einem

Bauernhof mit Stolperpflaster in Schleswig-Holstein, wissen Sie, dort, wo „Der Landarzt" gedreht wird. Abends, es war schon dunkel, entdeckten wir in der Scheune eine Tischtennisplatte. Kurz und gut, ich vergaß in der halben Stunde die kranke Frau und durfte eine lebensfrohe, zaghaft spielende Mutti sein. Meinem Mann ging es ähnlich. Auf dem Heimweg war ich zwischen Isabell und Alexander sicher untergehakt. Wir lachten. Plötzlich stolperte ich. Halten Sie mal 90 Kilo! Mein Gesicht sah scheußlich demoliert aus. Ohne diesen Spaß bis in die Dunkelheit wäre das nicht passiert. Und genau das ist der Punkt. Ich liege auch auf dem Samtteppich im Luxushotel, wenn die Helligkeit nicht ausreichend ist. Ich brauche Lux, denn ich habe keine Augen wie ein Luchs. Auch die Vorsicht meines Mannes kann meinen Körper nicht beeinflussen.

Die Tiefe Hirnstimulation kann ich auch nicht steuern. Ich bin weder Arzt noch habe ich den Schlüssel zu meiner Schaltzentrale. Frau Doktor Jonks meint, ich brauche sie nur, wenn ich zu stark zittere, was ich noch nicht tue. Ich bin gut eingestellt. Doch irgendwann ist die Obergrenze des L-Dopa erreicht, sagt sie. Davor habe ich Angst. Aber auch das muss ich abgeben."

„Streichen Sie bitte alles durch, was Sie nicht beeinflussen können." Zögerlich, als würde sie sichergehen wollen, keinen Fehler zu machen, streicht sie ihre Ängste durch.

„Sie sagen, Frau Jantzow, Sie haben Kontrolle über Ihre Augen?"

„Wohl eher nicht."

„Dann schlage ich vor, Sie streichen den Punkt auch. Sie sprachen vom Lesen und Musizieren."

Welches Instrument sie wohl spielt? Beachtlich! Sie liest Krimis und spielt Mundharmonika, Keyboard, Klavier und das Akkordeon. Was, das hat sie sich alles selbst beigebracht? Ich verstehe, dass sie darauf nicht verzichten möchte. Früher hat sie Volleyball, Federball und Tischtennis gespielt. Gleich wird sie mich fragen, wie sie ihre beängstigenden Gedanken aushalten soll. Was für eine sensible und starke Frau!

„Frau Jantzow, schauen Sie sich mal diese Plastik eines Schädels an. Hier unten ist das Stammhirn. Es erzeugt alle Ihre Gefühle, wie Freude und Angst. Das Stammhirn ist das geschichtlich ältere Hirnteil. Es ist mächtig, aber nicht übermächtig. Hier oben ist das Großhirn. Das gibt es noch nicht so lange wie das Stammhirn. Mit ihm treffen Sie rationale Entscheidungen. Im Gegensatz zu Tieren sind Sie in der Lage, Ihre Gefühle und Gedanken zu bewerten. Es ist immer beides da." Sie ekelt sich ein bisschen vor dem Modell, aber sie hört interessiert zu. Jetzt kommt der schwierigste Teil. Sie wird gleich wissen wollen, wie sie denn jetzt ihre Angst steuern kann. Da ist die Frage schon. Mal sehen.

„Welcher Teil Ihres Gehirns hat denn bisher die Führung übernommen?"

„Ich glaube, ich habe alles meinem Stammhirn überlassen. Ich habe gedacht, dass ich Situationen machtlos ausgeliefert bin. Aber wenn meine Gäste schon unterschiedliche Gefühle haben können, wieso soll ich das nicht auch schaffen?" Ganz gut für den Anfang. Nicht jeder Klient vermag so gut zu reflektieren.

„Schauen wir mal, welche Ängste jetzt noch übrig bleiben. Die Angst vor dem Krankenhaus, der Fahrstuhl, Mäuse, Angst, im Wasser zu versinken, und Feuer. Daran werden wir beim nächsten Mal arbeiten, wenn Sie möchten."

Ich werde ihr jetzt eine Einführung in die Progressive Muskelentspannung[4] geben. Sie muss lernen, sich zu entspannen. „Atmen Sie ruhig ein

---

[4] Nacheinander werden alle Muskeln unter Anleitung zunächst angespannt und dann entspannt.

… und ballen Sie bitte beide Fäuste. Beim Ausatmen öffnen Sie Ihre Fäuste und lassen Ihren Atem ruhig durch Ihren Bauch und Ihren ganzen Körper strömen …"

Nach 15 Minuten ist es an der Zeit, nach Ihrer Familiengeschichte zu fragen.

Aus dem Gespräch entnehme ich, dass die junge Silvia Jantzow als hübsches blondes Mädchen mit langen Zöpfen überall beliebt war. Im Milchladengeschäft ihres Vaters konnte sie ein und aus gehen. Sie hatte Schwierigkeiten in einigen Fächern in der Schule, aber im Deutschen und Russischen zeigte sie sehr gute Leistungen. Ihr Vater war wegen seiner Tüchtigkeit geachtet. Ihre fleißige und lebenslustige Mutter arbeitete auch im Laden mit und führte später ein zusätzliches Geschäft. Eine Affäre bekam die junge Silvia mit. Sie hing sehr an ihrem Vater, der just dann stirbt, als sie als 26-Jährige ankündigt, einen festen Freund zu haben. Interesse an Männern hat sie erst gar nicht und dann spät entwickelt. Der Vater stirbt, die junge Frau zieht mit ihrem Mann bei der Mutter ein, wegen Wohnungsknappheit. Als junge Frau unternimmt sie Versuche, sich von der Mutter zu lösen, was erst gelingt, als diese in eine eigene Wohnung zieht. Als sie mit über vierzig Jahren beschließt, eine Weiterbildung zu machen, erhält sie nicht die erhoffte Ermutigung ihres Mannes. Auch der Wunsch, zehn Jahre später, Stunden zu reduzieren, scheitert. Sie fällt häufiger wegen Krankheit aus. Burnout. Sie wird gekündigt. Diese Krise beschwört die ursprünglichen Kindheitsbedingungen wieder herauf. Das Risiko, psychosomatisch zu erkranken, steigt. Schwindel. Kraftverlust. Depressive Episode. Frau Jantzow sitzt vor mir. Sie vermutet, dass sie den Tod ihres Vaters immer noch nicht verwunden habe. Von der Mutter, die vor 22 Jahren starb, bekam sie weniger Liebe und Wärme als vom Vater. Sie wollte ihn immer beschützen, konnte es aber nicht. Die Ohnmacht kehrte zurück angesichts der Krise.

Ich verstehe, dass sie den Gedanken an eine Selbsthilfegruppe erst einmal mit nach Hause nehmen möchte. Toll, dass sie nicht gleich ablehnt. Vielleicht helfe der neue Gedanke ja, das Stammhirn auszutricksen. Da blitzt ihr Humor wieder auf. Die Stunde ist beendet. Ein frischer Parfümduft bleibt zurück.

# Die zweite Sitzung aus Silvias Sicht

## Erschrecke nicht, du bist es!

Mächtig aufgewühlt bin ich. Wer weiß, was heute an die Oberfläche gelangt. Georg wieselt unten umher. Gut, dass hier die Zeiten eingehalten werden. Dann muss er nicht so lange warten. Hübsches Bild an der Wand. Ist das ein Monet? Mutter mit Kind. Ob Frau Unland Kinder hat? Ich allein in diesem Wartezimmer. Auf jedem Stuhl sitzt eine andere Angst von mir und grinst mich gemein an. Ihr werdet schon sehen! Ich werde auch mit euch noch fertig.

„Guten Tag, Frau Jantzow. Gut sehen Sie aus."

„Guten Tag, Frau Unland. Haben Sie eigentlich Kinder?"

„Ja, einen Sohn. Er heißt Jan. Wieso?"

„Ach, nur so, mir fiel das hübsche Bild auf. Ist das ein Motiv von Monet? Bevor wir in mein Leben einsteigen, wollte ich das schnell mal wissen." Sie nickt. Sie sieht so geschäftig aus. Jetzt wird es wohl ernst.

„Frau Jantzow, haben Sie Ihre Angsthierarchie aufgestellt?"

Wenn sie wüsste, wie lange ich dazu gebraucht habe. Und welche Erinnerungen da hochkommen. Unangenehm.

„Lesen Sie sie doch bitte einmal vor."

Jetzt muss ich das auch noch vorlesen! Hätte ich doch lieber abgegeben und fertig. Hoffentlich fange ich nicht jetzt schon mit dem Heulen an. „Ganz oben steht die Angst vor dem Tod." Oh Gott, ist das schrecklich. Diese Angst, die ich vorlesen muss, brennt wie ein Körnerkissen, das zu lange in der Mikrowelle lag und Feuer gefangen hat. Die Körner ploppen unkontrolliert überallhin.

Ich habe wirklich vor allem Schiss.

Ich brauche Georg. Er ist mein Beschützer. Aber meine Symptome spielen auch ihm einen Streich. Da kann er noch so eindringlich warnen und mich zu noch mehr Vorsicht anhalten. Rückblickend kann ich sagen, dass diese halbe Stunde in der Scheune mir mehr gegeben hat als der Sturz mir hat nehmen können.

Wie, streichen! Wenn ich alle meine Ängste streiche, habe ich aber trotzdem nicht weniger Angst vor der Angst. Ich muss anders bewerten. Denk an das Buffet, Silvia! Wie gut ich gucken kann, liegt nicht in meiner Macht. Ebenso wenig die Beweglichkeit. Also streiche ich auch das durch. Auf das Lesen könnte ich eher verzichten als darauf, Musik zu machen. Es gibt ja immer noch das Fernsehen. Wenn ich lese, dann Krimis. Die Bücher sind mir zu schwer zum Halten. Und die Schrift ist immer zu klein. Aber das will sie sicher nicht hören. Meine Musik. Ja, am liebsten würde ich ihr „Rote Rosen"[5] auf der Mundharmonika vorspielen. Vielleicht bringe ich sie mal mit. Keyboard, Klavier, Kommodenquetsche. Sie sieht überrascht aus, dass ich mir das selbst beigebracht habe. Meine Mutti wollte, dass ich Klavier spielen lerne. Gehörte sich wohl so in einem gutbürgerlichen Haushalt. Die Tonleitern rauf und runter. Das war nichts für mich. Ich fand den Flohwalzer toll. Also fing ich an, einfach zu üben. Noten? Brauchte ich nie. Ich höre etwas, entscheide, ob Moll oder Dur, und dann spiele ich es. Ich möchte wirklich gern den Dritten Mann[6] können, aber da ist zu viel Moll drin. Auch fehlen die Kraft und die Beweglichkeit, um täglich zu musizieren. Auch mit dem Sport ist es vorbei. Wie war das doch schön. Volleyball,

---

[5] Frank Michael, Pour Toujours (CD), Toutes les femmes sont belles
[6] Anton Karas, 50 Jahre Kinopremiere (CD), Harry Lime Theme (Der dritte Mann)

Federball, Tischtennis. Ach, ich habe Kegeln, Tanzen und Rudern vergessen. Alles vorbei. Und die Angst grinst mich immer noch an. Igitt, was ist denn das für ein Totenkopf! Ach so, ist nur Farbe und Plastik. So ist das also. Stammhirn, halt die Schnauze! Großhirn, du übernimmst ab heute. Finde ich lustig, den Gedanken. Mal sehen, was noch von meiner langen Liste übrig bleibt. Die Angst vor dem Krankenhaus, dem Fahrstuhl, Mäusen, im Wasser zu versinken und Feuer. Da will sie ran? Das wird aber schwer. Mit mir. Entspannung ist gut. Progressive Muskelentspannung. Mal sehen, ob es mir jetzt gelingt, so aufgewühlt wie ich bin. Och, geht ganz gut. Ich mag ihre Stimme. Beruhigend. Sehr beruhigend.

Sie fragt mich nach meiner Familie. Soll ich ihr von Muttis Fehltritt erzählen? Mein armer Vater. Sie haben gedacht, ich bekomme das nicht mit. Aber ich habe das genau mitbekommen. Er hat seiner kleinen Tochter immer Geschenke gemacht. Ich war fröhlich, lange blonde Zöpfe, groß. Ängstlich. Durfte immer bei Vati sein, wenn ich wollte. Mutti hat mich weggeschickt zum Obstpflücken in Omas Garten. Das war blöd. Frau Unland schreibt wohl alles mit. Aus mir erzählt es. Was da alles hochkommt. Habe

Vatis Tod nicht verwunden. Ich hätte viel mehr selbst entscheiden sollen. Hätte studieren sollen. Jung genug war ich. Und dann weniger arbeiten. Ich allein kann doch nur einschätzen, wie viel ich arbeiten kann. Ich brauche da auf Georg nicht böse zu sein. Ich hätte das einfach tun sollen. Und wenn ich ehrlich bin, habe ich nie offen meine Wünsche diskutiert. Frau Unland wundert sich bestimmt, warum ich nichts sage.

„Meine Mutter verstarb vor 22 Jahren. An Krebs. Mein geliebter Bruder vor fünf, an Krebs. Meine Mutti brachte mir weniger Wärme entgegen als meinem Bruder. Ich glaube, ich wollte immer meinen Vater beschützen. Konnte es aber nicht. Natürlich nicht. Sie gab mir das Gefühl, dass ich nicht genug leiste. Sie suchte Nähe, die ich wiederum bei anderen suchte. Sie hat sich dann sehr an meine Tochter Isabell geklammert. Ich war eifersüchtig auf das, was sie einander gaben – Vertrautheit. Meine Mutti blühte auf, ich stöhnte unter der Alltagslast."

Von meinem Zusammenbruch nach der Kündigung muss ich ihr noch erzählen. Es ging rapide bergab. Eine rasante Talfahrt, bis heute. Damit ist jetzt Schluss. Ich muss Dinge ansprechen.

Sie wollen eine Selbsthilfegruppe für Parkinson-Patienten aufmachen. Ich soll da mitmachen? Das denken Dr. Jonks und Frau Unland. Die trauen mir ja einiges zu. Wenn ich jetzt gleich absage? Nicht gut. Ich werde mir das überlegen. Mal sehen, was mein Stammhirn dazu sagt. Sie lacht. Ich komme mir vor wie ein Schweizer Käse. Von allen Seiten einsichtig. Der nächste Termin ist in einer Woche. Dieselbe Zeit. Kein Problem. „Ja, ich gebe Ihnen dann Bescheid. Auf Wiedersehen, Frau Unland, und vielen Dank."

# 16 Uhr im Pflegeheim
## „Sonniges Plätzchen"

**Du entscheidest, ob du für das Universum von Bedeutung bist. Ein neuer Schritt in eine neue Richtung lässt das Pendel neu ausschlagen.**

Heute besuche ich Finkchen. Sie heißt Finke, aber alle nennen sie Finkchen. Die Tablette hat gewirkt. Georg wartet unten. Der Besuch wird maximal 30 Minuten dauern, habe ich zu ihm gesagt. Wenn ich ehrlich bin, ist es ein Höflichkeitsbesuch. Mein Tremor ist stärker als sonst. Das ist die Unruhe. Diese halbe Stunde habe ich immer wieder hinausgezögert. Finkchen wohnt dort, wo meine Mutti ihre letzten Monate verbrachte. Der Eingang. Rechts und links eine Blumenampel. Die sind neu. Die Treppe rauf. Links herum. Wie hell es hier ist.

„Guten Tag, Frau Jantzow."

„Guten Tag." Wer war das denn? Finkchen sitzt da vorne. Allein. Inmitten von riesigen Topfpflanzen. Mein Gott, die Wände sollten selbst gemalte Bilder oder Sprüche zieren. Stattdessen: Friedhofsschmuck. Sie sieht traurig aus. Das könnte auch ich sein.

„Na, Finkchen, wie geht's?" Finkchen trägt einen rot-weiß gestreiften Pullover. Sie ist dünner als ich. Wieso lächelt sie nicht? Ich umarme sie. Mutti ging klammheimlich. Wurde immer stiller. Ich empfinde in diesem Moment eine tiefe Traurigkeit. Georg, ich befürchte, so schnell komm ich hier nicht wieder raus. „Wollen wir ein Rommé-Spielchen wagen? In den heftigen Überbewegungen entdecke ich ihr Lächeln. Ich biete ihr meinen Arm an. Resolut befreit sie sich von mir und sagt: „Ich hole sie allein." Der Blick ist bereits auf den Boden gerichtet. Sie schlurft wie ich und hält die Arme starr an den Körper gepresst. Ich spüre, wie meine Hände verkrampfen. Das ist die Krankheit. Dagegen helfen auch die Tabletten nicht. Der Linoleumboden ist saugefährlich, wenn er frisch gewischt ist. Unser spontanes Spiel kommt nicht zustande, weil Finkchen auf dem Rückweg stürzt. Sie weint. Ich setze mich zu ihr in ihrem Zimmer an ihr Bett. Eine Couch gibt es nicht. Auch keinen Sessel. Ob sie sich über zwei kleine Sessel freuen würde?

„Soll ich dir aus Jerry Cotton vorlesen? Ist ein Krimi." Habe immer solch einen Ablenker in meiner Tasche. „Schau, ich habe diese Heftchen immer dabei." – „Würdest du?" – „Ja, nur nicht mehr weinen."

Plötzlich steht Georg im Zimmer. Ihn treibt die Sorge um mich. Mein Handy habe ich nicht hören können, weil ich vergessen habe, es anzuschalten. Er atmet erleichtert aus, als er uns sieht. Sicherheit lässt ihn zur Ruhe kommen. Wir sitzen noch eine Weile zusammen und hören Finkchen zu. Sie erzählt von ihrem Mann, den sie sehr liebte. Schließlich sagt sie: „Ist schön, euch so zu sehen."

Ich schaue Georg an. Wir nicken uns zu. Klitzekleine Tränchen glitzern in seinen Augen. „Ja, wir sind ohne einander nicht glücklich. Wenn du magst, besuchen wir dich nächste Woche wieder und sehen nach dir."

„Oh, wirklich? Dann bring doch bitte deine Musik mit, Silvia."

Als wir die Tür hinter uns schließen, haben wir das Gefühl, stark zu sein. Die Frau von vorhin verabschiedet uns. „Ihre Mutter hat mir viel über Sie erzählt, Frau Jantzow. Sie war eine gute Frau." War sie das? Ich möchte gerne mehr erfahren. Auf dem Weg nach unten betrete ich mit dieser Frau und Georg den Fahrstuhl. Die Angst vor dem Fahrstuhl lasse ich nicht zu. Großhirn soll jetzt übernehmen. Ich muss erfahren, was diese Frau von mir will.

Sie heiße Frau Kracht. Sie habe meine Mutti getröstet, als sie allein war. „Wie geht es denn Ihren Kindern? Die Kleine, wie hieß sie noch?"

„Isabell."

„Ja, was für ein wunderschöner Name. Sie kam immer mit ihrem Freund. Und dann regte sich Ihre Mutter auf, wenn Isabell mit anderen Bewohnern redete. Sie wollte sie ganz für sich haben." Ja, das passt schon eher in mein Bild von ihr. Immer nur fordern.

„Haben Sie noch einen Moment?"

„Eigentlich nicht, aber es scheint Ihnen ja wichtig zu sein. Georg, geh schon mal vor, ich komm gleich nach."

„Was ist denn aus ihrem Geheimnis geworden?"

„Also, Frau Kracht, wenn es eins gäbe, hätte sie es doch wohl eher mir und nicht Ihnen erzählt."

„Da haben Sie wohl recht, aber ganz zum Schluss, als sie nur noch schlief und selbst im wachen Zustand nicht richtig ansprechbar war, da sagte sie es auf.

„Mein Gott, was denn?"

„Setzen wir uns. Ich trage es immer bei mir. Sie hat es wiederholt. Da habe ich mitgeschrieben. Entschuldigen Sie, es ging alles so schnell, und ich wusste nicht, ob es von Belang ist. Ich habe es als schöne Erinnerung an sie immer bei mir getragen.

Du!
Was im Leben zählt, ist Liebe nur.
Sie schaut nicht auf die Lebensuhr.
Sie läuft nie ab und macht nie schlapp.
Papperlapapp?
Was kümmert dich die fortgeschrittene Zeit.
Liebe bleibt!
Zeiger drehen immer dieselbe Runde
und lärmen zu jeder vollen Stunde.
Die eine Stunde vergeht,
doch die Liebe lebt."

Sie reicht mir das zerknitterte alte Stück Papier. Ich nehme es wortlos an mich und schlurfe langsam auf den Ausgang zu. Das Linoleum ist getrocknet.

„Meine Mutter hat gedichtet. Das nächste Mal nehmen wir unsere zwei kleinen Sessel vom Boden mit. Für Finkchen."

„Warum nicht. Deine Mutter war doch keine Dichterin."

„Wer weiß."

# Das Gedicht

**Wenn Familienmitglieder auch über Generationen hinweg geben und nehmen, ist Versöhnung möglich.**

„Ich kann Gutachten schreiben, aber wenn es um so einen lumpigen Zeitungsartikel geht, versage ich." Die Tür ist nur angelehnt. „Oh, entschuldigen Sie, Frau Unland, Sie haben mich nicht gehört. Fluchen Sie etwa?" „Wissen Sie, Frau Jantzow, gönnen Sie mir eine Minute privat, bevor wir anfangen." Wie soll ich ihr denn jetzt helfen? Sie liest mir einen wahrhaft grässlichen Zeitungsartikel zu der Eröffnung ihrer Beratungsstelle vor. Ich sage ihr frei heraus, wie ich das schreiben würde. Frau Unland scheint mir das gar nicht übel zu nehmen. Ich hätte ein Feeling für Texte. Darüber habe ich noch nie nachgedacht. Mir fällt Muttis Gedicht ein. Wozu hat sie dieses Gedicht auswendig hersagen können? Jetzt beginnt die Therapiestunde.

Georgs Lieblingssatz: „Siehst du, habe ich dir ja gleich gesagt", schwebt immer wie ein Damoklesschwert über mir.

Zur Idee einer Selbsthilfegruppe hat er mich zweifelnd angesehen. Ich habe mich noch nicht entschieden. Was, wenn es mir dann schlechter ginge? Ich habe oft auf Georg gehört und mich geschont. Für mein Selbstbewusstsein war das nicht so gut. In seiner Warnung steckt die Ankündigung von Schwierigkeiten.

Frau Unland erläutert mir, wie ich in sensu[7], also in meiner Vorstellung, in eine Situation gehen soll, vor der ich Angst habe. Die Technik ist genial. Denn vorher muss ich mich entspannen. Und wer kann schon Angst haben, wenn er völlig entspannt ist? Ich spüre alle Symptome kommen, was schrecklich ist, aber dann verschwinden sie wieder. Das ist so erleichternd! Ich muss ihr von meiner erfolgreichen Fahrstuhlfahrt erzählen. Sie lobt mich. Ob ich ihr das Gedicht vorlese? Besser nicht. Das Liebesgedicht eines fremden Verfassers. Mein Stammhirn ist erregt. Mein Großhirn benennt, was ich fühle: Das Wort „Papperlapapp" wird gerne in unserer Familie gebraucht. Ist es doch von ihr? Ich könnte so etwas nicht schreiben. Mir würde so ein Vergleich mit der Uhr und den Zeigern nicht einfallen. Mutti erst recht nicht.

---

[7] Der Klient wird in entspanntem Zustand mit einem Angst auslösenden Reiz konfrontiert.

Obwohl sie immer Liebesromane gelesen hat. Schmöker halt. Sie wurde in der sechsten Klasse aus der Schule genommen, damit sie zu Hause hilft. Opa war Hof- Kupferschmiedemeister beim Herzog. Oma brachte acht Kinder zur Welt. Zwei starben im Babyalter. Als junge Frau erlebte Mutti die schönste Zeit ihres Lebens in der Tanzschule. Dichtete sie? Die lebenslustige Cinderella wurde von den Männern angehimmelt. Kurze Zeit später hielt ein 15 Jahre älterer Mann um ihre Hand an. Mutti sah nur sein Alter. Die dominante, bereits verheiratete Schwester verschloss von außen die Zimmertüre und ließ sie erst heraus, als Mutti meinem Vati ihr Jawort gegeben hatte. Cinderella heiratete den Spross einer Molkereifamilie mit Eisernem Kreuz, der nach dem Tode seines Vaters dessen Schulden erbte, die er geduldig und selbstlos abarbeitete und allein deshalb schon eine weitere Auszeichnung verdient gehabt hätte. In der Hochzeitsnacht zerbarst ein Spiegel. Die Familie sah es als gutes, meine Mutti als böses Omen. Alle Cinderella-Träume zersplitterten. Statt Tanz folgte nun die harte Arbeit im Milchgeschäft mit den vielen schweren Kannen, in denen Rohmilch darauf wartete, zu Butter, Käse und Sahne verarbeitet zu werden. Die schon zu knappe Sahne gab er seiner immer dünner werdenden Frau ein halbes Jahr lang zu trinken. Das vergaß sie ihm nie. Kurz darauf kam ihr Sohn zur Welt. Schrieb sie da schon heimlich Gedichte? Warum hat sie sich so gut mit Isabell verstanden? Die beiden waren ein Herz und eine Seele. Sie durfte entscheiden, ob der junge Mann, den Isabell anhimmelte, etwas für sie war. Sie sagte Nein. Isabell wollte nicht hören und erhielt postwendend die Quittung. Der junge Mann hatte nur mit ihr gespielt, sie aber nicht geliebt. Ihr Freund Mike wurde akzeptiert. Ein feiner Junge. Fand ich ja auch. Trotzdem ging es zu Ende. Nun ist sie mit Tobias verheiratet. Sie konnte Mutti nicht mehr fragen, ob er der Richtige sei. Sie musste sich selbst entscheiden. Mir scheint, sie hat die richtige Wahl getroffen.

„Was sagt Ihr Mann dazu, dass Sie bei mir in Therapie sind?"

„Bisher ist diese Stunde für ihn ein weiterer Termin unter vielen, den ich wahrnehme, und somit sagt er gar nichts und wartet, bis ich wieder zu ihm hinuntergehe. Außerdem plagen Georg Kopf- und Nackenschmerzen, Bluthochdruck und Hautprobleme. Sie müssten mich mal fragen, wie er damit umgeht."

„Wie geht er damit um?"

„Ignorieren, verdrängen und mit Sport bekämpfen."
„Würde er die Probleme offen ansprechen, wenn Sie gesund wären?"
„Nein."
Er kennt doch seine Schissbüx. Doch wenn sie mich so fragt – Georg ist sich treu geblieben. Er geht streng mit sich ins Gericht. Härte hat er auch immer anderen abringen wollen. Meine Mutti hat ihn verehrt. Unsere Tochter Isabell hat seine Härte früh begonnen zu hinterfragen. Er hat mit ihr nichts gegen Parkinson ausrichten können. Seitdem ist er offener. Mit der Offenheit lugte plötzlich auch die Ängstlichkeit hervor. Er hat also Angst, genauso wie ich, nur geht er anders damit um. Bis mir etwas bewusst wird, brauche ich Zeit. Isabell war schneller.

„Mein Bruder verschwieg seinen Krebs, überspielte alle Sorgen mit kindlichem Gemüt. Meine Mutti begrüßte mich mit Vorwürfen, dass ich mich so lange nicht gemeldet hatte. Zwei Tage nicht! Mein Vati schwieg, erduldete fast alles, fand Anerkennung bei seinen Kunden. Er pfiff, wenn er wütend war. Ich war immer sein kleines Mädchen, das er auch vor der Mutter beschützen musste. Ich habe das Gefühl, dass ich noch immer zum kleinen Mädchen mutiere, wenn mein Mann Unheil von mir abwenden möchte, was er aber nicht kann."

„Wenn Sie sich selbst helfen möchten, weshalb wollen Sie diesen Prozess nicht mit anderen teilen, in einer Selbsthilfegruppe zum Beispiel?"

„Es gibt einfach zu viele Baustellen in meinem Leben. Ich kann nicht noch für andere da sein."

Ich denke an Finkchen und ertappe mich beim Lügen.

# 12 Uhr mittags: Der Konflikt bricht aus

Widerstand bedeutet Beziehungsgestaltung.

„Du übernimmst dich! Lass andere die Selbsthilfegruppe machen!"
Wie kann man sich geistig übernehmen?
„Du bist nicht mehr belastbar!"
„Doch, bin ich!"
„Dann geh mit mir wandern und Rad fahren!"
Ja, das wolltest du ja schon immer. Eine Frau, die aktiv ist, die mit dir unterwegs ist. Das ist mal schön, aber nicht ständig. Ich brauche Zeit zum Auftanken, eine Aufgabe.
„Ich bin physisch geschwächt. Das ist richtig. Früher habe ich gerne mit dir Tischtennis und Volleyball gespielt. Die Betonung liegt auf spielen. Jetzt will ich immer noch spielen, und ich merke doch, dass du mir zuliebe mitmachst. Mir bist du in deinen Gedanken immer schon einen Schritt voraus. Deshalb bist du nicht wirklich da. Wozu deine Unruhe? Um beschäftigt zu sein? Nicht über Dinge nachdenken zu müssen? Als ich noch mal die Schulbank drücken wollte, warst du dagegen. Als ich kürzer arbeiten wollte, durfte ich es

nicht. Immer hattest du Angst, dass ich es nicht schaffe. Und? Ich habe es nicht geschafft, weil ich die Dinge, die ich in Angriff nehmen wollte, nie angegangen bin."

„Was willst du?"

„Du sollst mich ermutigen. Angst habe ich allein genug."

„Dann ruf Frau Unland an, dass du bei der Selbsthilfegruppe mitmachst."

„So weit bin ich noch nicht. Ich rufe Isabell an. Frage sie mal. Sie hasst es, wenn man sie vor vollendete Tatsachen stellt."

„Na toll, noch ein Pfeil von hinten durch die Brust geschossen. Ich brauche frische Luft."

# Eröffnung der Selbsthilfegruppe

**Das Gute hat die Angewohnheit, Gutes nach sich zu ziehen. Einer muss nur den Anfang machen.**

Ich sitze mit vier Frauen und einem Mann an einem hellen Holztisch im Raum „Iris". Finkchen hatte den kürzesten Weg. Frau Unland und Frau Dr. Jonks sitzen neben mir. Das Ehepaar Härlicher kenne ich aus der Physiotherapie. Er ist ehemaliger Pastor in der griesen Gegend gewesen, sie hat jahrelang den Kirchenchor geleitet und arbeitete im Evangelischen Pfarramt. Er wird wohl die Leitung übernehmen. Die andere Frau, Jamira Ryzlaki, sehe ich heute zum ersten Mal. Ihr Mann hat Georg gleich in Beschlag genommen. Bildzeitung unterm Arm. Man soll nicht vorschnell urteilen, Silvia. Die Frau wirkt zerbrechlich. Sie stehe, sagt sie gerade, kurz davor, sich einer OP am Gehirn zu unterziehen. Sie hat einen so starken Tremor, dass sie kaum einen Satz zu Ende bringen kann. Am liebsten würde ich aufstehen und wegrennen. Frau Unland schaut mich an und zwinkert mir aufmunternd zu. Sie spricht über den Zeitungsartikel. „Was brauchen wir?"

Herr Härlicher will sich gerne um die Einladung von Therapeuten kümmern. Seine Frau wird mit den Krankenkassen verhandeln, denn niemand komme heutzutage ohne Bezahlung. „Das stimmt nicht", sage ich. „Frau Unland wird eine psychologische Beratungsstelle für Arbeitslose eröffnen – ehrenamtlich!" Finkchen möchte eigentlich nur Rommé spielen. Da sie hier wohnt, ist sie auch dabei. Frau Dr. Jonks erläutert, warum sie nicht die Gruppe leiten könne. Austausch unter Betroffenen sei Sinn und Zweck einer Selbsthilfegruppe. „Was ich nicht mag, sind nur Kaffeekränzchen. Ich erhoffe mir Informationen über neue Behandlungsmethoden. In Wien werden jetzt Parkinson-Patienten geimpft! Symptome werden gelindert, und der Krankheitsverlauf wird aufgehalten. Das sind doch tolle Neuigkeiten. Aber sie befürchten Nebenwirkungen. Eine Vakzine, ja, so hieß es, bildet Antikörper.[8] Das kann doch aber niemand genau erläutern! Mir wäre es lieber, wenn Sie, Frau Dr. Jonks, uns anleiten würden."

---

[8] www.aerztezeitung.de/medizin/krankheiten/neuro-psychiatrische Krankheiten/Morbus Parkinson, 19.06.2012. In dem Artikel wird die erstmalige Impfung von Parkinson-Patienten in Wien beschrieben.

Nach kurzem Hin und Her wird Herr Härlicher zum Leiter ernannt, und auch ich stimme zu. Meine Aufgabe soll der Kontakt zu den Zeitungen sein. „Ich möchte aber nicht, dass so viele über mein Leben Bescheid wissen. Wozu diese Artikel?" Sie erklären mir, dass eine Selbsthilfegruppe erst einmal bekannt werden müsse. „Ach so, na, das kann ich machen." Frau Kracht betritt den Raum mit der Heimleiterin. Frau Unland springt freudig auf und überreicht jeder Dame einen Blumenstrauß mit einer riesigen Sonnenblume in der Mitte. Die Blumensträuße verdecken die kleine Therapeutin. Ihre Stimme aber ist präsent. „Vielen Dank für die Bereitstellung dieses Raumes." Das übliche höfliche Prozedere folgt. Sie wünschen uns viel Glück. Mein Herz rast. Vielleicht kann mir Frau Kracht mehr von Mutti erzählen. Ich möchte zu gerne ihr Bild an das meinige anpassen. Gleich nachher werde ich sie aufsuchen. Im Moment genieße ich den Verschwörungscharakter dieser kleinen Gemeinschaft und schlage aufgeregt eine Namensgebung vor. „Was halten Sie von Selbsthilfegruppe ‚Parkinsünn'?"

„Parkinsünn?"

Ich erkläre, dass mir die Kombination aus Hochdeutsch und Platt gefalle. Die Sonne stehe für die von uns ausgehende Energie. „Wer weiß, vielleicht stiften wir bei jemandem ein bisschen Optimismus einfach dadurch, dass es uns gibt. ‚Parkinsünn‘ wäre auch als Logo geeignet.“ Finkchen klatscht begeistert in die Hände. Sie sitzt auf ihrem neuen Sessel, den Georg und ich ihr mitgebracht haben. Sie lässt ihn jetzt überall aufstellen, ihr Juwel. Auch in dem großen Aufenthaltsraum. Das blauweiße Biedermeiermuster erinnere sie an die Sitzmöbel ihrer Eltern. Der andere, fein geschwungene und mit kräftigen Buchenarmlehnen versehene Sessel steht wie ein Thron in ihrem Zimmer. Style meets function.

Familie Härlicher lächelt. Sie mögen den Namen. Ihr Vorschlag war „ParkinSinn“.

„Ich finde diesen Namen auch sehr schön. Mein Gott, schön! Wir reden hier über eine schreckliche Krankheit!“

„Die aber auch ihren Sinn hat. Und Sinn in unseren Leben stiftet“, räumt Herr Härlicher ein. Er hat bereits schlohweißes Haar. Seine Konstitution würde ich gut einschätzen, aber bei ihm rutscht der Kopf ewig hin und her. Andere Symptome sind kaum sichtbar. Bei seiner Frau fällt mir auf, dass sie eins a gepflegt aussieht. Graues, elegant zu einem Dutt aufgestecktes Haar. Weiße Bluse, elegante schwarze Hose. Dagegen sehe ich wie in Räuberzivil aus, obwohl ich mich als fesch beschreiben würde. Rotes Halstuch, rot-blau-weiß gestreifte Bluse, blaue Hose und blond gefärbte Haare. Dazu meine gesunde Hautfärbung. Ich sehe meistens proper aus. Schöne Haut, rosig, wie ein reifer Apfel oder eine reife Erdbeere. Kein Mensch vermutet eine so schwere Krankheit bei mir. Im Moment fühle ich mich sauwohl. Ups! Schon wieder ein Vorschlag, der meinem Mund entschlüpft. „Wer möchte, stellt zum nächsten Mal sein Hobby vor."

„Gerne", antworten mir höflich die Härlingers. Eine Frage wirbelt noch durch den Raum. Dürfen Angehörige dabei sein? „Nein!", rufen Jamira und ich gleichzeitig. Wir lächeln uns verlegen an. „Parkinsünn soll nur für uns sein. Wenn mein Mann Georg ein Leben neben der Pflege seiner Ehefrau haben soll, dann will ich ‚Parkinsünn' für mich haben." Jamira nickt erleichtert. Frau Dr. Jonks schlägt vor, die Treffen immer mit etwas Positivem enden zu lassen. „Das Letzte prägt sich ein." Ich muss an Muttis Gedicht denken.

# Die dritte Sitzung

**Hinterfrage alles, was du fühlst, und prüfe die Logik hinter deinen Gefühlen.**

Silvia Jantzow hat große Beschwerden. Ihr Rollator steht an der Wand. Sie erzählt mir von ihrem Streit mit ihrem Mann.

„Er hat mir prophezeit, dass ich zusammenbrechen werde. Ich habe Angst. Skala 10. Angst, zu sterben."

„Wie finden Sie das?"

„Das finde ich furchtbar. Ich bin besorgt."

„Was ist furchtbar?"

„Ich muss vorsichtig sein, sonst riskiere ich Unwohlsein, schlimmstenfalls das Krankenhaus. Ich bin unvernünftig. Ein Kind halt. Wer unvernünftig ist, wird bestraft. Ich brauche Georg, damit er auf mich aufpasst."

Ich möchte das mit ihr gemeinsam überprüfen.

„Ist das immer so?"

„Nein. Mit meiner Tochter Isabell bin ich ungestraft unvernünftig. Wenn sie in der Boutique die zehnte Hose anprobiert, ist mir immer noch nicht schwindelig. Wenn sie mich mit Pullovern in der

Umkleide zupflastert, lache ich. Meine Schwäche wird kanalisiert."

„Gibt es weitere Ausnahmen?"

„Ja, nach dem ersten Treffen der ‚Parkinsünn'. Erst hat Finkchen mir anvertraut, dass ich sie aus einem Tief geholt habe. Auf dem einen Sessel sitzend legt sie jetzt neuerdings Patiencen. Kaum beginnt sie, gesellt sich jemand dazu. Ein Witwer, Paul Kleeberg, beobachtet jeden ihrer Züge und macht sie mit einer sanften Vorwärtsbewegung seines Kopfes auf eine von ihr übersehene Karte aufmerksam. Ist ja auch kein Wunder bei unserem Tremor. Da zieht das Auge unwillkürlich dieselben Bahnen. Sie hatte sich bereits aufgegeben. Wir haben ihr neuen Mut gegeben. Und sie könne immer in den Raum ‚Iris' gehen, wenn sie wolle. Einmal pro Woche fülle dieser Raum sich mit Leben, eben mit ‚Parkinsünn'. Außerdem habe ich mit Frau Kracht gesprochen wegen eines Gedichts meiner Mutti. So viel Aufregung hätte mich eigentlich umhauen müssen, aber nach einer Ruhephase konnte ich die üblichen Symptome aushalten."

Ich verkneife mir, nach dem Gedicht zu fragen. Man darf als Therapeutin niemals persönlich begründet neugierig sein.

„Sie hatten also in den letzten Tagen diesen Streit mit dem Ergebnis Angst und dann die Erlebnisse mit Finkchen, Frau Kracht und ‚Parkinsünn‘, mit welchem Ergebnis?“

„Freude. Zuversicht. Stufe 10.“

„Welches Gefühl wünschen Sie sich, falls es noch einen Streit geben sollte?“ Ich will ihr zeigen, dass nicht der Streit das Problem ist, sondern ihre Bewertung. Ihre Gedanken müssen sich ändern.

„Ich will mich nicht mit Georg streiten. Ich will, dass wir unser Leben genießen. Warum kann Georg nur solche Angst in mir hervorrufen? Vielleicht, weil ich Mitleid mit ihm habe, wenn ich im Krankenhaus liege, und weil er weiß, welche Angst ich habe, ins Krankenhaus zu kommen.“

„Was ist an Krankenhaus anders als in einem kranken Körper zu leben?“

„Ich habe dann noch weniger Möglichkeit, mich zu kontrollieren.“

„Wer tut es sonst?“

„Mein Mann.“

„Wirklich?“

„Nein. Nicht einmal ich habe Kontrolle über Parkinson. Ich verstehe allmählich. Egal, in welcher Umgebung ich bin, ich bin doch immer dieselbe, auf deren Rücken es sich die Krankheit schön bequem gemacht hat. In diesem Falle bin ich eine durch die Krankheit geschwächte Frau. Wenn ich das endlich akzeptiere, brauche ich die Angst nicht."

Ich merke ihr an, dass ihr eine Frage auf der Zunge liegt.

„Wie gehe ich mit meiner Angst vor dem Tod um?"

„Meinen Sie denn, dass Sie als Tote etwas empfinden werden?"

„Nein. Aber vorher."

„Wozu wollen Sie Angst vor etwas haben, das Sie überhaupt nicht spüren werden?"

„Ja, aber ich werde dann nicht mehr sein."

„Welches Gefühl löst das in Ihnen aus?"

„Traurigkeit."

„Wenn Sie aber gar nicht spüren können, dass Sie nicht mehr sind, werden Sie dann traurig sein können?"

„Nein."

„Wie lange werden Sie denn traurig oder ängstlich sein können?"

„Solange ich lebe."

„Sie entscheiden sich also dafür, negative Gefühle vor einer Sache zu haben, die Sie selbst niemals wahrnehmen, also fühlen können?"

„Scheint ja so."

„Um Ihnen das einmal vor Augen zu führen, frage ich Sie: Haben Sie sich schon einmal die Nägel geschnitten?"

„Ja, natürlich. Ich schneide sie immer, wenn sie zu lang werden oder einen Hackser haben. Nein, ehrlich gesagt, macht das Georg."

„Hatten Sie Angst, als die Nägel da vor Ihnen lagen?"

„Nein, wieso sollte ich?"

„Na, gerade eben haben sie Sie doch noch gestört. Sie fühlten die Länge und die Hackser!"

„Sie sind ja irgendwie noch da, aber ich spüre sie nicht mehr. Weil sie nicht mehr mit mir verbunden sind. Wollen Sie mir sagen, dass ich die Nägel bin, wenn ich tot bin, und dass ich, also meine Seele, dann nicht mehr mit mir verbunden sein werde?"

„Wenn Sie daran glauben, dass mit der Seele etwas geschieht, ja."

Frau Jantzow betrachtet ihre Nägel. Dann macht sie einen kleinen Schmollmund. In ihrem Blick steht, dass sie das Gesagte noch einmal überprüfen muss. So, als wenn sie die Zahlen noch einmal in den Rechner eingeben würde und ihre Buchung auf Korrektheit überprüft. Jetzt nickt sie, und das ist kein Tremor. Ihr Blick gleitet über meinen sonnengelben Teppich. Sie kratzt sich über dem linken Ohr, und ihrem rechten, leicht angehobenen, zusammengepressten Mundwinkel entschlüpft ein Schmatzer. Sie sagt, sie brauche etwas Zeit, um alles zu überdenken. Der Geburtstag stehe ja vor der Tür. Ich wünsche Frau Jantzow einen unvergesslichen, wunderschönen Tag. Wir verabreden uns für den Mittwoch in vierzehn Tagen.

# Wendepunkt: Silvias 70. Geburtstag

**Mit Zielen weiß man, wozu man leidet. Ohne sie stellt sich die größte Freude als Banalität heraus.**

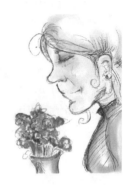

Mir geht es nicht so gut. Ich habe vorsichtig gelebt, mich nicht überanstrengt. Trotzdem, Kraft lässt sich wohl nicht tanken. Der Rollator muss her. Was die anderen denken? Ich sehe so braun gebrannt aus, lache, zittere nicht. Bin gut eingestellt mit meinen Tabletten. Rollator. An meinem Geburtstag! Tanzen kann ich nicht. Appetit habe ich nicht vor Aufregung. Worüber soll ich mit den Gästen reden? Ich bin aufgeregt wie ein kleines Kind. Einfach sitzen und lustig sein. Das wäre mein Wunsch. Und nun komme ich gar nicht hoch. Mir wird sofort schwindelig. Habe Angst, umzukippen. Vorwurfsvolle Blicke von meinem Mann. Ich solle mich zusammenreißen. Nein, ich sehe eher Besorgnis. Er rennt wie ein aufgescheuchtes Huhn umher. Will alles auf einmal regeln. Perfekt geht nicht. Unsere Tochter Isabell mit Schwiegersohn Tobias und Sohn Alexander mit Frau könnten ruhig mehr mit anfassen. Er rennt sich einen ab für die Gäste. Wenn die Gäste alles bekommen, haben sie gute Laune. Dann gehe es mir gut. Halt, Denkfehler! Er überfordert sich, damit er mir alles abnimmt, und ich überfordere mich nervlich, weil ich mir Sorgen um ihn mache. Wie verrückt ist das denn? Ich habe Angst, dass er umkippt, und er hat dieselbe Angst um mich.

„Georg, komm, setz dich mal zu mir! Was ist für dich heute das Wichtigste?"

„Du."

„Das weiß ich doch. Doch so meine ich das nicht. Wir beschwören mit unserer Angst etwas herauf, das ich nicht möchte. Nein, was willst du?"

„Was für eine Frage. Ich denke nie über mich nach. Ich bin glücklich, wenn du es bist."

„Das lass mal meine Sorge sein. Was ist für dich Glück, angenommen, ich bin schon glücklich?"

„Wenn unsere Kinder gut drauf sind."

„Auch das kannst du nicht herbeizaubern. Wer weiß, was sie für Sorgen haben. Sag mir etwas, worauf du dich freust! Bleib noch kurz hier bei mir. Ich möchte heute mit dir über alte Zeiten lachen. Ich werde singen. Dir sagen, wie lieb ich dich habe."

„So was?"

„Ja, so was. Und nun du. Was wirst du tun?"

„Ich werde mit unseren Kindern tanzen, mit unseren Enkeln Schabernack treiben und Tante Hilde ein wenig auf den Arm nehmen."

„Und wozu der Stress?"

„Welcher Stress? Ich sitze hier bei dir und wir schmunzeln über unsere Ängste."

„Hol den Rollator. Ich probiere es mal. Und bring mir die Madopar. Dann bin ich beweglicher. Schicke Isabell und Alexander her. Sie sollen sich um die Torten kümmern. Und wer geht nach dem Kaffee mit den Enkeln baden? Natürlich du! Ich leg mich dann solange hin. Zum Abendbrot bin ich wieder fit. Und falls etwas fehlt, fehlt es. Kommt Zeit, kommt Rat."

Ich stütze mich bei Georg etwas ab, und dann steige ich in unser Auto. Mir geht es besser. Georg auch.

Er nimmt Tante Hilde tatsächlich auf den Arm. Sie ist eine Frau, aus der ständig die alten Geschichten sprudeln. Da sie älter als ich ist und meinen Bruder schon als Schulmädchen kannte, bevor sie heirateten, kennt sie die Storys von zu Hause. Ihr Vater war ein begnadeter Klavierspieler. Ihre Mutter Lehrerin. Etwas Besseres. Sie stichelt immer ein wenig, wenn es um unsere Familie geht. Mir ist das ziemlich schnuppe, aber für sie spielt es eine Rolle. Sie und Mutti standen in Konkurrenz. Eifersucht auf ein und denselben Mann, meinen Bruder, der bei allen Frauen mit seiner charmant harmlosen Art punktete. Ein schmucker Mann, einen Meter neunzig groß, dunkelbraune, buschige, lachende Augen und harmlos wie ein Fohlen. Jetzt, nach dem Kaffee, kommt sie ganz dicht an mich heran. „Mutti hatte ja acht Geschwister." Das weiß ich doch. Welche olle Kamelle wird sie mir jetzt gleich auftischen? „Ja, und von den acht sind zwei verstorben." Weiß ich doch alles. Wie werde ich sie bloß ganz schnell los? Isabell ist auch weit und breit nicht in Sicht. Die hört sich doch so was gerne an. „Die übrigen sechs sind aber nur zu fünft aufgewachsen." Ja, wenn schon. „Der Sechste hieß Franz und wurde nach Amerika geschickt." Franz? So hieß doch mein Vater, ihr Schwiegervater.

„Den meinst du aber nicht?"

„Wen?"

„Na, meinen Vati!"

„Nein, natürlich nicht!"

„Jedenfalls hat dein Bruder mal einen Brief übersetzt. Mutti konnte ja kein Englisch. Er war von ihm. Sag mal, weißt du gar nichts darüber?"

Wie sollte ich, sie ist doch die Schnüfflerin. Wir sitzen schon eine Weile allein. Die anderen sind zum Baden gegangen. Ich will mich jetzt nicht hinlegen. Habe das dringende Bedürfnis, mich mit meiner Schwägerin zu unterhalten. Erwarte aber mehr Läuschen als die Wahrheit. „Na, Kind, dann will ich dir mal die Geschichte erzählen. Deine Mutti wurde 1906 geboren. Ihr zwei Jahre jüngerer Bruder Franz war ihr Blutsbruder, ihr Ein und Alles. Finanzielle Schwierigkeiten zwangen deine Großeltern, den neun Jahre alten Franz zu Verwandten nach Amerika zu schicken. Ich glaube, über Hamburg und Liverpool. Deine Mutti und Franz schworen sich ewige Treue. Sie schrieben sich Briefe. Bis 1945 ging das so. Das Problem war aber, dass Franz immer weniger Deutsch schreiben konnte und seine Briefe ein Kauderwelsch aus Deutsch und Englisch waren. Ich sah, wie dein Bruder und deine Mutti manchmal über Briefen saßen und sie übersetzten. Die große Familienzusammenführung sollte dann 1945 stattfinden. Nur stellte sich dein Onkel Christian dagegen. Wir haben es ja immer geahnt, dass er mehr war als nur bei der Wehrmacht. Ich höre ihn noch poltern: ‚Der kommt mir nicht ins Haus. Er hat auf Feindesseite gekämpft. Ich verbiete es! Er war ja das neue Familienoberhaupt. Tragisch für Mutti, denn ein paar Tage später floh er in einer Nacht- und Nebelaktion in den Westen. Mutti besorgte ihm noch Proviant und schickte das Mobiliar ihrer Eltern hinterher, das sie wohl auch gerne selbst behalten hätte. Vati war zu dem Zeitpunkt beim Verhör bei den Russen. Den Volkssturm hatte er nicht mitgemacht. War einfach nicht erschie- nen am Bahnhof, und die Besatzer fragten sich, welche Rolle dein Vati zur Zeit der Nationalsozi- alisten gespielt hatte. Wenn die gewusst hätten, dass Vati selbst die ‚Sieg Heil-Begrüßung‘ seiner Kunden ignorierte, hätten sie ihn nie geholt. Nur, was dann kam, war aberwitzig. Also, Onkel Chris- tian macht rüber, Vati wird nächtelang verhört, und plötzlich steht Bruder Franz nachts wie aus dem Nichts vor der Tür und will Mutti und dich mit nach Hamburg und dann mit nach Amerika nehmen. Sie entscheidet sich dagegen. Dann soll 1953 ihre Silberne Hochzeit stattfinden. Franz ist eingeladen. Nur darf er nicht einreisen, weil Sta- lin gestorben ist. Vati wollte trotzdem feiern, und prompt rächten sich die Funktionäre mit Einrei- severbot. Deine Eltern bekamen mächtig Ärger. 15 Jahre später stirbt Vati. Mutti möchte ihn zu deiner Hochzeit einladen. Weißt du gar nicht?

Ja, es sollte eine Überraschung werden. Doch auf dem Weg zum Flughafen hatte Onkel Franz einen Autounfall und war seitdem reiseuntüchtig. Er stirbt 1976, ohne dass Mutti ihn noch einmal zu Gesicht bekommen hat. Es soll ein Gedicht geben, das er ihr geschrieben hat. Ich habe es nie zu Gesicht bekommen."

Ich streichle das alte Papier unauffällig mit meinem Zeigefinger. Es liegt in meiner Handtasche, ganz oben auf. „Papperlapapp!"

„Was sagst du da? Das ist kein Papperlapapp. Es ist alles so passiert." Selbst Hilde benutzt dieses Wort.

„Ich möchte mich jetzt hinlegen."

„Tu das. Ich schau mal, wo die anderen sind. Vielleicht tauche ich meine alten Füße ins Wasser."

„Ja."

Ich werde sein Gedicht jetzt anders lesen. An sie. Seine Lieblingsschwester. Trost und Sehnsucht. Sie hatte sich gegen ihren Bruder und für ihre Familie entschieden. „Danke, Mutti."

Die Gäste treffen lärmend vom Baden wieder ein. Familie Gutjohann hat mir ein Volksliederbuch geschenkt. Alle singen mit: „Hoch auf dem gelben Wagen, sitz´ ich beim Schwager vorn", brüllt Georg mir ins Ohr. Sein Gesicht glüht vor

Aufregung. Claudia hat das Weite gesucht. Volkslieder? Nein, danke. „Wenn der Topf aber nun ein Loch hat, lieber Heinerich, lieber Heinerich", hebt Isabell an zu singen. Ich wusste ja nicht, dass sie Lagerfeuerromantik verinnerlicht hat. Sie war noch ein Kind und hoffte, wir würden die Zeit vergessen und sie nicht ins Bett schicken. Beim Aufflackern der letzten Glut schlief sie auf Georgs Schoß schließlich ein. Sie lacht mich an, als gäbe es kein Parkinson. Georg dreht gedrosselt auf Stufe Zwei mit seinen Kindern auf der Tanzfläche seine Runden. Wie bei Isabells Jugendweihe hat ihn die Hexe geschossen, nur dass heute etliche Grautöne mehr auf der Tanzfläche versammelt sind. Ich wünschte, ich könnte diesen Augenblick festhalten. Ein Blitzlicht streift mich. Alexander macht Fotos mit seinem Handy. Liest er meine Gedanken? Die Gäste verschwimmen vor meinen Augen – nicht, weil ich der Ohnmacht nahe bin, sondern weil weiche Rührung mich ergreift. Ich muss auf niemanden warten. Heute nicht und morgen nicht. Alle sind anwesend. Meine Mutti hat sicherlich bei ihrer Silberhochzeit ständig zur Tür geschaut. Vielleicht kommt er ja doch noch. Vielleicht haben sie ihr Einreiseverbot aufgehoben. Dann ist er gerade vor zehn Minuten am Bahnhof über Bad Kleinen angekommen und geht die Mecklenburgstraße hinunter, die bis vor Kurzem noch den scheußlichen Namen trug. Unsägliche Zeiten waren das. Mit Glück geht jetzt die Tür auf.

Die Tür öffnete sich nie. Kennt jemand die alles überwältigende Sehnsucht, die einen auch in die Arme eines Liebhabers treiben kann, der gerade greifbar ist? Eine ultrakurze Erfüllung ewiger Sehnsüchte, die den Druck ein wenig löst, der sich aber sofort wieder aufbaut wegen des schlechten Gewissens?

Wärest du hier, Mutti, ich würde dir versichern, dass ich für dich da bin, dass ich deine Schwester sein möchte, ein Ersatz für die ältere Schwester, die dich in die Falle lockte. Ich wäre dir ebenbürtig, würde mit dir lachen, so lebensfroh, wie wir es beide nun einmal sind.

Georg könnte heute Abend mein Geliebter sein. Er ist sexy, charmant und humorvoll. Er ist mein Mann. Er ist mein Franz. Dein Franz. Unser aller Franz.

## Meike Unland eröffnet ihre Beratungsstelle und bekommt einen Überraschungsbesuch abgestattet

Erfahrung ist wie ein Staffelstab, der vom langsamsten zum schnellsten Läufer weitergegeben werden muss, um das Rennen, das Leben heißt, zu gewinnen.

Heute ist die Eröffnung meiner Psychosozialen Beratungsstelle für Jugendliche und Erwachsene in Krisen. Frau Dr. Jonks hat ihr ganzes Team mitgebracht. Sie bewirten die Gäste. Wer wohl die Jugendlichen da drüben sind? Dieser Raum müsste geweißt werden. Ruhig, Meike. Wird schon alles klappen. Jan sitzt mit zwei Mädchen an einem Tisch und spielt UNO. Klar hat er seinen Kartengeber-Automaten mitgebracht. Zwei Annoncen standen heute in der Zeitung. Meine und die der „Parkinsünn". Moment mal! Da kommen Silvia und Georg Jantzow. „Ich freue mich sehr, Sie kennenzulernen, Herr Jantzow. Ich bin Frau Unland."

„Guten Tag, Frau Unland."
Er grüßt in Richtung der Jungen. Kennt er sie?

„Wissen Sie, ich kenne einige Jugendliche in diesem Raum. Feine Jungs. Ich kenne sie vom Tischtennis. Wir Alten kommen aus allerhand praktischen Berufen. Ich könnte mir vorstellen, den Jungs und Mädchen unter die Arme zu greifen. Wir könnten unsere Berufe vorstellen. Wir sind fast alle Handwerker. Silvia hat ja ihre „Parkinsünn"-Gruppe. Komm, Schatz, setz dich doch. Sie ist gestern wieder gestürzt. Geht jetzt zur Sturzprophylaxe. Ich habe hier mal alle Namen und Berufe der Sportfreunde notiert, die mitmachen würden. Wir sind zwar alt, aber anleiten können wir noch."

„Ich bin sprachlos. Dankeschön."

„Ich geh mal zu den Jungs. Mal sehen, wer mit mir den Raum hier verschönern würde. Ich bin Malermeister a. D."

Herr Jantzow macht einen total entspannten Eindruck. Silvia lächelt mich an. Ich frage sie: „Was ist Ihr Geheimnis?"

„Ich gehe jetzt mehrmals wöchentlich ins Krankenhaus. Haben wir Ihnen zu verdanken. Wie heißt das noch? Konfrontationslernen? In vivo[9]? Ich hole da nur meine Medikamente ab.

---

[9] Konfrontationslernen ist ein Verfahren der Verhaltenstherapie. In der Realität wird der Klient mehrfach und gestuft an Angst auslösende Reize herangeführt.

Die Symptome sind alle da, aber nach einer Weile lassen sie mich wieder in Ruhe. Die Blumen sind für Sie! Ich wünsche Ihnen viel Erfolg mit Ihrer Beratungsstelle."

# Die vierte Sitzung

Die beste Therapie ist, wenn der Klient seine eigenen Denkfallen umschifft und der Therapeut selbst mit diabolischen Fragen keinen Haken mehr anschlagen kann, dort, wo der Klient zu Beginn der Therapie noch äußerst empfänglich war.

„Wie geht es Ihnen, Frau Jantzow?"

„Meinen Sie meinen Gemütszustand oder meine Physis?"

„Sie haben gelernt zu unterscheiden. Was ist für Sie wichtiger?"

„Mein Gemüt! Mein Geburtstag war ein Fest, von dem ich lange zehren werde. In mehrfacher Hinsicht. Ich habe Frieden mit meiner Krankheit geschlossen. Und mit meiner Mutti. Ich bin nur noch Kind, wenn ich mich bewusst dazu entscheide. Beim Spiel zum Beispiel. Georg staunt über mich. Ich darf erwachsen sein. Immerhin bin ich 70 Jahre alt! Meinen Rollator habe ich Franzl getauft. So hieß mein Onkel. Mutti und ihr Bruder Franz waren Seelenverwandte. Wissen Sie, was Liebe vermag? Sie kann der Zeit ein Schnippchen schlagen. Mein Glück ist Georg."

„Was ist, wenn es vergeht?"

„Das Wenn ist doch das falsche Wort. Vergänglichkeit ist ein Fakt, keine Bedingung. Das Glück kann mir niemand geben oder nehmen. Es ist in diesem Raum. Nichts vergeht. Sie haben mir gesagt, dass wir im Tod aufhören zu empfinden. Im Tod endet es nicht, nur weil die Antennen gekappt sind. Ich hatte meine Fühler in den letzten Jahren auf Schmerz ausgerichtet. Ich habe Glück mit meiner Mutti gehabt. Sie hat sich immer loyal zu mir verhalten. Mich geliebt. Ich habe ihr ihre Stimmungsschwankungen insgeheim vorgeworfen. Dabei rührten sie aus ihrer Vergangenheit. Frau Ryzlaki, also Jamira, hat die Tiefe Hirnstimulation machen lassen. Vor vier Wochen hätte ich darüber gar nicht reden können. Alle Welt meint, es sei ja ganz toll, aber ... Sie hängen sich am Aber auf. In ein paar Jahren müsse man ihn wieder entfernen. Man gibt ihr sieben Jahre. Sieben Jahre Symptomerleichterung! Ihr Tremor ist fast weg. Die morgendliche Akinese hat sich auch verabschiedet. Das ist doch eine ganze Menge! Sie wirkt allerdings apathisch. Insgesamt ängstlicher. Das sind die Nebenwirkungen. Einerseits geht es ihr motorisch besser, andererseits kann der Eingriff im Gehirn ja auch psychologische Veränderungen hervorrufen. Und leicht depressiv sei sie immer schon gewesen, sagt sie. Ich hoffe mit ihr. Mir kämen sieben Jahre wie ein Geschenk vor. Wenn ich die OP benötigen würde, würde ich Georg an die Hand nehmen. Gemeinsam würden wir das durchstehen. Nein. Ich würde das durchstehen. Seit ich weiß, dass Angst nichts weiter ist als die Zukunft betreffende Besorgnis, begreife ich sie als mein zweites Ich, mit dem ich diskutieren kann. Manchmal ertappe ich mich dabei, wie ich die Angst beruhige. Das Glück, Entscheidungen zu treffen und mit diesen neuen Konsequenzen zu leben, kann mir niemand nehmen."

„Sie reden sich in einen kleinen Rausch."

„Nein, ich sehe endlich klar! Ich werde mich nicht mehr genieren. Meine Krankheit zeichnet mich aus. Ich trage sie mit Würde. Das war vorher nicht möglich, weil ich Wut im Bauch hatte. Und weil ich voller Angst steckte. Ich bin nicht gläubig. Gott vertraue ich im Stillen, ganz leise. Ich vertraue vor allem mir selbst. Ich vertraue mir meine Krankheit an. Sie hat mich weggeführt von meinem Prinzessinnen-Dasein. Oh, ich kann ganz schön egoistisch sein. Die Krankheit soll das ja verstärken. Ich bekomme immer noch viel Aufmerksamkeit. Georg schenkt sie mir. Ich dachte immer, ich könne ihm nichts geben. Aber das stimmt nicht. Auf meiner wunderschönen Geburtstagsfeier sah ich Liebe und Dankbarkeit in allen seinen Gesten. Er glaubt, er müsse sich Erfolg im Leben verdienen. Ohne Fleiß keinen Preis. Als frisch Verliebte tauschten wir Liebesgrüße auf Tapetenresten aus. Ich habe ihm wie früher einen kleinen Brief geschrieben. Er müsse mir gar nichts beweisen. Seine Familie liebt ihn, wie er ist. Ich war versucht, ihn zu Ihnen zu schicken, Frau Unland, aber sein Weg ist ein anderer. Er hat eine Überraschung angekündigt. Er wird zögern. Auch für ihn ist das neu. Er dachte immer, Überraschungen würden mich mehr belasten als erfreuen. Ich wünsche mir, dass er mich richtig überrascht!"

„Liebe Frau Jantzow. Dann schlage ich vor, dass wir uns in vier Wochen wieder sehen. Zeigen Sie mir, dass Sie die Überraschung meistern werden."

„Das werde ich. Tag und Stunde bleibt dieselbe?"

„Wie gehabt."

„Auf Wiedersehen, Frau Unland, und vielen Dank."

„Bis dann, Frau Jantzow!"

# Die Überraschung

**Überrasch mich. Erfüll' dir deine Träume!**

Eine junge Frau ist die Überraschung? Sie macht ein … Praktikum? Bei uns? Keine Arbeitsstelle, mh. Realschulabschluss, ach so, ja. Und das Diktiergerät?

„Sie wird dich nach deinem Leben befragen, wenn du einverstanden bist."

„Wozu?"

„Sie arbeitet als Altenpflegerin und möchte sich beruflich verändern. Sie möchte schreiben. Ich habe sie in Frau Unlands Beratungsstelle kennengelernt."

Die junge Frau ist sehr nett. Sie gefällt mir. Karten spielt sie auch. Und ich spüre, wann mir jemand höflich einen Gefallen tun will und wann das Herz mit dabei ist. Nach dem Kaffee hat sie mir ihre Texte gezeigt. Mir gefällt ihr Blickwinkel. Morgen kommt sie wieder. Sie wird beides sein. Meine Pflegerin und Biografin.

Georg möchte mit unseren Kindern wegfahren. Drei Wochen. Angst steigt in mir hoch. Ganz kurz nur. Ich entspanne mich bereits.

„Kanada. Endlich Kanada."

„Das war schon immer dein ganz großer Traum!"
Träume sollen manchmal in Erfüllung gehen.
Manchmal braucht es einen kleinen Anstoß von außen. Dann beginnt das Pendel erneut auszuschlagen.
„Die eine Stunde vergeht, doch die Liebe lebt."
Das Telefon klingelt. „Jantzow?"
Es ist Finkchen. Sie hat noch nie angerufen. Ob ich zum Kartenspielen kommen wolle. Ich schaue die junge Frau und dann meinen Mann an. Dann lächle ich. „Ja, ich komme. Aber ich bringe noch jemanden mit."
„Und deine Musik!", spricht sie mit kratziger, aufgeregter Stimme in den Hörer.
„Und die Musik, Finkchen."

# Glossar

| | |
|---|---|
| Akinese | Hochgradige Bewegungsarmut |
| Amantadin | Medikament zur Behandlung von Steifheit, Bewegungsarmut und Zittern |
| Azilect | Erhöht den Dopaminspiegel im Gehirn, Zusatztherapie (mit Levodopa) |
| Bradykinese | Verlangsamung der Einleitung von Bewegungen |
| Konversionshysterie | Konflikte, Ängste und unerträgliche Gedanken werden unbewusst und nicht steuerbar in körperliche Symptome umgewandelt |
| Hypokinese | Bewegungsarmut |
| Komorbidität | Begleiterkrankungen |
| Levodopa | Wirkstoffkombination mit Benserazid (Enzym), das die Symptome Rigor, Tremor, Akinese eindämmt |

| | |
|---|---|
| Madopar | Medikament, das den Abbau von Dopamin durch ein Enzym hemmt; außerdem enthält es Levodopa |
| Movicol | Abführmittel |
| Neupro Pflaster | Parkinsonmittel, das auf die Haut aufgetragen, 24 Stunden wirken soll |
| Obstipation | Verstopfung |
| Posturale Instabilität | Instabilität der Körperhaltung |
| Rigor | Muskelsteifigkeit |
| Ruhetremor | Muskelzittern in Ruhe |
| Stalevo | Weiteres Parkinsonmittel, das auch Levodopa enthält |

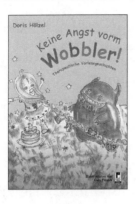

Doris Hölzel

**Keine Angst vorm Wobbler**

Die (Vorlese)geschichten, „Keine Angst vorm
Wobbler! Therapeutische Vorlesegeschichten",
richten sich an Kinder im Vorschulalter. Die
kleinen Helden haben Angst vor dem Fliegen,
der Dunkelheit, einer Krankheit, dem Tod oder
einer Trennung und vor den vielen kleinen und
manchen großen kindlichen Alltagsproblemen.
Auch findet der Leser Themen wie Integration
und anders sein (Behinderung, Autismus). Immer
werden Lösungswege aufgezeigt. Kinder lernen
von Kindern und Erwachsene lernen von und über
Kinder mehr, als sie es vermutet hätten. In jeder

Geschichte finden sich therapeutische Elemente, ohne diese vordergründig zu thematisieren. In maximal sieben Minuten Vorlesezeit entfaltet sich die Welt von Träumenden, werden kleine Seelen sanft aufgefangen und eigene Kräfte mobilisiert. Am Ende jeder Geschichte findet der erwachsene Leser Ratschläge zur Lösung des jeweiligen Problems. In den farbigen Illustrationen von Cora Foitzik entdecken die Kinder ihre Geschichtenfreunde wieder: die Fee, den gefräßigen Wobbler, Gül die kleine Rose, die Ameisenbärendame und viele andere liebevoll gestaltete Figuren.

ISBN 978-3-86237-279-9                Hardcover
Preis: 14,90 Euro              59 Seiten, 20,5 x 28,0 cm

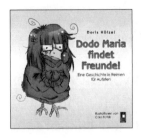

Doris Hölzel

**Dodo Maria findet Freunde!**

Dodo Maria trägt einen roten Strickpullover und eine rote Pappbrille. Immer!
Sie mag keine lauten Geräusche und sie mag niemanden ansehen. Niemals!
Und Dodo Maria hat keine Freunde. Denkt sie!
Sie ist ehrlich, zuverlässig und sie hat Ziele!
Dodo Maria hat das Asperger-Syndrom.
Eine liebevoll gereimte Geschichte für große und kleine Leser, die etwas über Autismus und das Asperger-Syndrom erfahren möchten.
Fantasievoll illustriert von Cora Foitzik.
Altersempfehlung: 6 – 12 Jahre

ISBN 978-3-95486-085-2                    Hardcover
Preis: 12,50 Euro                27 Seiten, 20,5 x 28,0 cm